1E50

À propos de l'auteur

Jacques Staehle, qui a été le conseiller et le directeur scientifique de l'Association mondiale de médecine naturelle, est acupuncteur, kinésithérapeute et naturopathe. Avant d'avoir été l'auteur de plus de 21 ouvrages sur la santé, il souffrait de sérieux problèmes de santé. Amené à pratiquer le yoga, il découvrit ce moyen de mieux-vivre, et décida de parfaire ses connaissances dans les domaines de l'hygiène alimentaire, de l'usage des plantes et de l'arôme des plantes avant d'en arriver enfin à la digito-puncture. Parmi ses ouvrages, citons :

Arôme et Énergie
Chakras et Énergie
Effacez vos douleurs
Effacer le ventre
Le guide de l'épanouissement sexuel
Le guide pratique d'esthétique naturelle
et
La santé par les médecines douces.

Note de l'éditeur

Cet ouvrage constitue la synthèse d'une vie dédiée à la médecine énergétique. L'auteur, en plus d'avoir écrit maints ouvrages sur le sujet, donne des conférences et des séminaires à travers le monde. Pour plus d'informations à ce sujet, veuillez prendre contact avec nous : *Éditions Reuille*, Grand-Montfleury 6, CH-1290 Versoix. Tél. 022/755.47.96.

> Si vous désirez être tenu au courant des dernières découvertes dans les domaines de la santé, de la psychologie pratique, du développement personnel et des médecines naturelles, il vous suffit d'adresser votre carte de visite ou vos coordonnées aux :
>
> Editions Reuille
> Grand-Montfleury 6
> CH-1290 Versoix
>
> en mentionnant simplement "Nouvelles parutions"

Editions Reuille
Grand-Montfleury 6
CH-1290 Versoix

Tél. 022/755 47 96
Fax 022/755 29 74

© Editions Reuille, Versoix, 1993
ISBN No 2-88181-032-2
Code LU31

L'ÉNERGIE QUI GUÉRIT

La santé au bout du doigt

Table des matières

À propos de l'auteur	3
Avant-propos	11
1. Introduction	13
. Ce qu'est la Digito-Puncture	
. But de la Digito-Puncture et ses possibilités	13
. L'étude de la véritable Digito-Puncture transformera votre vie	15
2. Principes de base	17
. Qu'est-ce que l'énergie ?	17
. Les modalités de traitement par la Digito-Puncture	19
. La stimulation des points	21
. Agir des deux côtés	23
. Le nombre de séances requis	23
. Le yin et le yang	24
. Tableau simplifié du rapport yin-yang	25

- Le meilleur moyen d'y croire, c'est de l'expérimenter 26
- L'évolution du yin et du yang 27
- Définition des Méridiens Principaux 29
- Les méridiens yang 29
- Les méridiens yin 30
- Le couplage énergétique 31
- Le rôle du système digestif 32
- La loi des cinq éléments 33
- Élément Terre 33
- Élément Métal 34
- Élément Eau 35
- Élément Bois 36
- Élément Feu 37
- Tableau des cinq éléments 39
- Tableau des cinq éléments et leurs correspondances 40
- Tableau des cinq éléments et le psychisme 42
- La tonification et la dispersion 43
- Les points importants sur les Méridiens Principaux 44
- Les points spéciaux 46
- Informations importantes sur les points qui tonifient et qui dispersent 47
- Pour vous Mesdames 48

3. Méridiens Principaux 49
- Poumons (P) 50
- Gros Intestin (GI) 60

.	Estomac (E)	69
.	Rate (Rt)	84
.	Cœur (C)	97
.	Intestin Grêle (IG)	106
.	Vessie (V)	114
.	Reins (Rn)	135
.	Maître du Cœur (MC)	144
.	Triple Réchauffeur (TR)	151
.	Vésicule Biliaire (VB)	162
.	Foie (F)	176
.	Tableau des points de Tonification et de Dispersion suivant les saisons	185
.	Rééquilibrage énergétique	186
4.	**Merveilleux Vaisseaux**	**187**
.	Définition des Merveilleux Vaisseaux	187
.	Processus du traitement des Merveilleux Vaisseaux	188
.	Les signes révélateurs des Merveilleux Vaisseaux	189
.	Yang Keo	192
.	Yin Keo	199
.	Yang Oe	209
.	Yin Oe	219
.	Tae Mo	237
.	Tchrong Mo	255
.	MV Conception	270
.	Vaisseau Conception	284

- MV Gouverneur 289
- Vaisseau Gouverneur 304

5. Recettes 309

Index des points 477

Index principal 481

Ouvrages de l'auteur 493

Avant-propos

Cela faisait très longtemps que je voulais publier ce livre. En effet, le corps humain m'a toujours semblé être une entité spéciale, complexe et simple à la fois. Une grande beauté mélangée à une impression de mystère.

J'en ai parlé avec Jacques Staehle. Il fut étonné de mes remarques. L'énergie qui circule à travers le corps est pour lui aussi concrète que la peau qui le recouvre.

Les Chinois ont, depuis la nuit des temps, réussi à matérialiser cette énergie. Leurs traditions leur ont enseigné que le corps humain est tissé par des fils d'énergie. Que l'on peut agir, souvent avec un doigt, pour augmenter ou diminuer la circulation de cette énergie vitale.

Je connaissais les travaux de Jacques Staehle. J'ai assisté, puis organisé tous ses séminaires en Suisse. À chaque fois le même succès, à chaque fois la même magie.

Il m'a proposé un ouvrage pratique, descriptif, complet. Un travail de synthèse qui vous montre, vous explique et vous guide jusqu'au résultat final.

AVANT-PROPOS

Ce livre, vous l'avez maintenant entre les mains. C'est certainement l'un des meilleurs ouvrages que nous ayons publiés.

Je sais déjà qu'il va vous rendre à vous et à votre entourage d'immenses services. N'hésitez pas à le faire connaître autour de vous.

Juste avec votre doigt, vous pourrez bientôt réaliser des miracles.

Avec tous mes vœux de santé,

                                        Jean-Claude Reuille,
                                        Éditeur.

1. *Introduction*

Ce qu'est la Digito-Puncture

La DIGITO-PUNCTURE peut être considérée comme l'art de vivre en bonne santé par la stimulation des points énergétiques du corps. En effet, il est possible de stimuler les points énergétiques de notre corps en massant ceux-ci avec le doigt, c'est la Digito-Puncture; avec des aiguilles, c'est l'Acupuncture; ou, mieux encore, à l'aide d'un appareil électronique, il s'agit alors d'Électro-Puncture.

Le but de la Digito-Puncture et ses possibilités

La stimulation des points énergétiques permet d'harmoniser notre énergie en favorisant sa circulation dans l'organisme.

Un soulagement rapide est souvent obtenu sur les douleurs récentes, que celles-ci soient articulaires, musculaires ou d'origine rhumatismale, traumatique, digestive, nerveuse, météorologique ou même psychique. Il en va de même pour la plupart des troubles fonctionnels.

Si les petits troubles qui perturbent la vie de tous les jours trouvent solution dans cette merveilleuse technique, des résultats non moins négligeables peuvent également être obtenus sur des perturbations plus anciennes.

Le cas de l'auteur du présent ouvrage confirme l'efficacité de cette technique. *"Je souffrais de lombalgie depuis 18 ans, lorsque j'ai découvert la Digito-Puncture chinoise et ses méthodes curatives. Après avoir mis en pratique certains points spécifiques à mon état, j'ai enfin pu me débarrasser de mes maux qui n'avaient pu jusque là être soulagés par le biais de l'arsenal thérapeutique habituel."*

Cette technique s'est avérée également efficace pour des milliers d'autres personnes qui ont retrouvé la joie de vivre.

Bien qu'elle ne soit pas une panacée universelle, la Digito-Puncture offre des possibilités curatives et préventives, car plus tôt le mal est dépisté, plus tôt il peut être enrayé.
La Digito-Puncture ne se limite pas à effacer les douleurs, elle a prouvé son efficacité dans les soins esthétiques, tels que pour améliorer l'état de la peau si celle-ci est trop sèche ou trop grasse, soigner l'acné, traiter les poches sous les yeux, stopper la chute des cheveux, enrayer les pellicules...

La Digito-Puncture, c'est l'art de vivre en pleine forme grâce à la stimulation de points énergétiques spécifiques qui suppriment la fatigue et aident à combattre le stress et les maladies. C'est un excellent moyen d'éviter la grippe, les angines, la sinusite. C'est aussi la science du contrôle de soi qui permet de conserver le calme en toutes circonstances et d'acquérir un meilleur équilibre dans la vie.

INTRODUCTION

La Digito-Puncture nous apprend le langage du corps. C'est ainsi que nous pourrons comprendre que les douleurs sont des sonnettes d'alarme nous renseignant sur des troubles fonctionnels, biologiques ou psychiques. Il suffira alors de tenir compte de cet avertissement pour remettre de l'ordre dans notre système, en stimulant des points spécifiques et en y associant éventuellement l'hygiène alimentaire et l'usage des plantes et de leurs huiles essentielles aromatiques. On peut donc dire que la Digito-Puncture, en supprimant les douleurs, soigne aussi la cause et prévient d'éventuelles maladies.

L'étude de la véritable Digito-Puncture transformera votre vie

Non seulement éviterez-vous de nombreux inconforts et d'éventuelles maladies, mais vous comprendrez mieux le sens de la vie et vous obtiendrez réponse à de multiples questions telles que: Pourquoi le cœur est-il le symbole de l'amour ? Pourquoi dit-on, "avoir le cœur gros" ? Ou encore "avoir le cœur sur la main" ? Vous ne serez alors pas étonné qu'il existe des points sur le méridien du cœur susceptibles de vous faire retrouver la joie de vivre que vous avez peut-être perdue à la suite d'un choc psycho-affectif. Vous comprendrez aussi pourquoi les émotions affectives peuvent avoir une large influence sur les battements du cœur et vous en conviendrez dès lors qu'il est facile de supprimer une douleur nerveuse au niveau du cœur par la simple stimulation d'un ou de deux points énergétiques.

La Digito-Puncture, c'est aussi l'explication des raisons de nos goûts tels que : pourquoi l'on aime plus volontiers le sucré ou le salé, le piquant ou l'acide, l'amer ..., pourquoi l'on préfère telle couleur à telle autre, pourquoi l'on se sent mieux ou moins bien pendant une certaine saison, etc. Vous apprendrez que tout a une raison d'être, que rien n'est là par hasard.

La Digito-Puncture vous aidera à vaincre l'insomnie, l'anxiété... Elle s'avèrera aussi un moyen étonnant de réanimer une personne évanouie en quelques secondes.

Cet ouvrage traitera du rôle de l'énergie et de sa circulation à travers les méridiens. Nous aborderons l'étude des points énergétiques et nous verrons ensuite comment les associer.

2. Principes de base

La Digito-Puncture repose sur un fait évident :

La vie nécessite et produit de l'énergie.

Qu'est-ce que l'énergie ?

Pour les physiciens, énergie et matière sont si étroitement dépendantes l'une de l'autre qu'ils seraient tentés de dire que la matière n'est rien d'autre que de l'énergie condensée. Mais l'énergie, c'est avant tout une force qui résulte des mouvements moléculaires atomiques pouvant donner de la chaleur, entraîner un effet mécanique, produire de l'électricité, des réactions chimiques faisant exploser un pétard ou une bombe atomique... Bref, l'énergie c'est la force qui produit tous les phénomènes dynamiques, pour le meilleur et pour le pire.

Saviez-vous qu'à l'intérieur du soleil, la pression est si forte et la température si haute que les atomes d'hydrogène sont fondus ensemble et que leur explosion libère l'énergie calorique et lumineuse à travers l'espace ?

Saviez-vous que si l'homme était capable de "dégeler" toute l'énergie contenue dans un kilo de cailloux, il en sortirait suffisamment d'énergie pour qu'un cargo fasse plus de 200 fois le tour du monde ?

Saviez-vous que l'énergie solaire permet aux plantes de fixer le gaz carbonique de l'air, leur conférant la possibilité de fabriquer des glucides à l'aide du carbone qu'elles ont retenu puis, que ces glucides en se décomposant libèrent du gaz carbonique et de l'énergie nécessaires à l'activité de leurs cellules ? On peut donc dire que la vie résulte de toute une série de phénomènes physicochimiques produisant et nécessitant de l'énergie.

La vie humaine résulte de toute une série de phénomènes physiologiques comme la respiration, la digestion, la circulation sanguine, etc. Tous ces phénomènes se réalisent par des échanges de particules entre différentes molécules. Or, chaque fois qu'une molécule libère un élément, celui-ci va rejoindre l'autre molécule en produisant de l'énergie, et réciproquement.

Ces échanges, pour qu'ils puissent se produire, requièrent de l'énergie. Et ceci à tous les niveaux. Tout déplacement nécessite de l'énergie et produit de l'énergie.

Ces phénomènes énergétiques sont régis par des lois que les spécialistes en physique nucléaire commencent à reconnaître. Ils savent à présent qu'il existe une analogie entre ce qui se passe au sein de l'univers de l'homme, qui est composé de milliards de cellules, et l'univers cosmique, qui est composé de milliards et de milliards de planètes. De cela découle toute une philosophie de plus en plus expliquée par les savants atomistes (et qui fera l'objet d'un prochain livre du présent auteur).

Pour le moment, restons sur terre et occupons-nous de nos petites douleurs. La plupart du temps, il s'agit d'un blocage énergétique qu'il faudra dégager par la stimulation des points de commande énergétique. C'est sur les voies de circulation énergétique appelées méridiens que se situent les points de commande.

Les modalités de traitement par la Digito-Puncture

Le but du traitement par la Digito-Puncture est de favoriser la circulation énergétique et de permettre sa répartition harmonieuse dans le corps. Notre équilibre physiologique, biologique et psychique dépend de ces phénomènes énergétiques.

Une surtension énergétique produite par un organe en difficulté peut provoquer une douleur sur le trajet du méridien, sur un point ou dans une région bien précise. Par exemple, une dyskénisie biliaire entraînera une surtension énergétique qui va provoquer une migraine se situant très exactement au point de départ du méridien de la vésicule biliaire, c'est-à-dire à l'angle externe de l'œil, à la région temporale, avec quelquefois irradiation de la douleur sur toute la moitié de la face latérale de la tête et, plus particulièrement, sous la bosse occipitale derrière la nuque, où se trouve le vingtième point de la vésicule biliaire. Pour enrayer cette migraine, nous disperserons le point de dispersion du méridien de la Vésicule Biliaire, le 38VB, qui se trouve sur la face externe de la jambe. La stimulation de ce point activera le fonctionnement de la vésicule biliaire et son énergie, puis dissipera la surtension énergétique et, par là-même, la migraine disparaîtra

D'une part, la migraine était la sonnette d'alarme qui nous signalait la nécessité de rétablir le bon fonctionnement de la vésicule biliaire.

D'autre part, en soignant la douleur, on a soigné la cause.

Voyons maintenant un cas diamétralement opposé :

Il s'agit, cette fois, d'une sous-tension énergétique, par exemple, d'une fatigue ou d'un relâchement musculaire. Il faudra alors tonifier les méridiens responsables de cette défaillance en convenant d'une technique de tonification.

Dans ce cas, puisqu'il y a une insuffisance d'énergie yang, il faudra tonifier.

Si, au contraire, il y avait eu un excès de yang, il aurait fallu disperser.

Pour savoir s'il y a lieu de tonifier ou de disperser, il faut envisager la compréhension du yin et du yang.

Dans cet ouvrage, la mention (-) signifie disperser, la mention (+) signifie tonifier, (MP) signifie méridien principal, MV signifie merveilleux vaisseau.

La stimulation des points par la Digito-Puncture

La tonification
Pour tonifier un point, nous appuyons sur celui-ci et nous tournons dans le sens des aiguilles d'une montre en donnant une impulsion dans le sens du courant énergétique, pendant une à deux minutes.

La dispersion
Pour disperser un point, nous appuyons sur celui-ci et nous tournons dans le sens contraire des aiguilles d'une montre en donnant une impulsion dans le sens contraire du courant énergétique, pendant une à deux minutes.

La stimulation des points avec le *Puncteur Électronique*MC

La stimulation des points énergétiques peut être obtenue d'une façon encore plus efficace avec l'aide d'un appareil électronique : LE PUNCTEUR ÉLECTRONIQUE.

Cet appareil détecte très précisément l'emplacement du point, puis aussitôt pourra le stimuler soit en tonification, soit en dispersion, ou en simple stimulation.

C'est un appareil électronique inédit, spécialement conçu pour faciliter la recherche du point et sa stimulation immédiate en quelques secondes. Son emploi est d'une très grande simplicité. Il ne comporte aucun risque puisqu'il fonctionne avec une pile de 9 volts que l'on trouve facilement sur le marché et dont la durée peut être de plus d'une année.

Il suffit de promener sa pointe chercheuse sur la région où se trouve le point indiqué sur le schéma, un signal sonore et lumineux indiquera alors l'emplacement très précis de ce point. Il suffit ensuite d'appuyer sur le petit bouton-poussoir qui se trouve sous l'appareil pendant quinze secondes seulement pour envoyer une petite stimulation électronique. Le signal sonore et lumineux vous indiquera cette fois que vous êtes en stimulation.

Grâce à cet appareil le travail est alors facilité et les résultats apparaissent plus rapidement.

Ce nouvel appareil permet la recherche aussi bien sur les peaux sèches, humides que normales, grâce à un sélecteur de détection.

Pour tonifier, il suffit de placer le levier sur + et de stimuler le point pendant 10 à 15 secondes.

Pour disperser, il suffit de placer le levier sur - et de stimuler le point pendant 10 à 15 secondes.

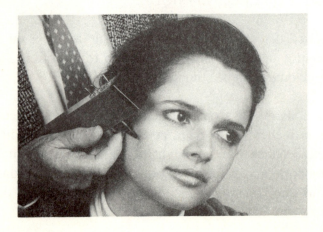

Agir des deux côtés

Il faut toujours stimuler les points des deux côtés, à moins d'avis contraire. Tous les points sont bilatéraux, c'est-à-dire à gauche et à droite, sauf pour le Vaisseau Conception et le Vaisseau Gouverneur car ils sont unilatéraux, c'est-à-dire centraux. Le Vaisseau Conception circule sur la ligne centrale avant du corps et le Vaisseau Gouverneur circule sur la ligne centrale arrière, principalement sur la colonne vertébrale.

Le nombre de séances requis

Cela dépend de l'affection à soigner.

Pour arrêter de fumer, une séance tous les jours sera peut-être nécessaire, ceci jusqu'à l'obtention du résultat; nous pourrons alterner avec des séances pour diminuer l'appétit ou contrer la nervosité.

Pour améliorer la vue, une à deux séances par semaine; pour une sciatique, il est possible que deux ou trois séances suffisent.

En règle générale, faites seulement une séance par jour et, dès que votre trouble aura cessé, arrêtez-vous.

Si vous avez plusieurs traitements à envisager, commencez par le plus important.

L'art de tonifier ou de disperser dont le rôle est d'équilibrer le yin et le yang de nos énergies pour nous permettre de vivre dans l'harmonie universelle est discuté dans le prochain paragraphe.

Le yin et le yang

Pour simplifier la compréhension du yin et du yang, nous prendrons comme exemple fondamental du yang : **le Soleil**.

Le soleil produit la lumière et la chaleur.

Il favorise la sécheresse et le mouvement.

L'eau, composante majeure de la matière vivante (notre corps en contenant plus de 70%), ne peut bouger sous 0 degré Celcius.

Nous sommes également plus enclins à voyager le jour, et encore plus lors de beau temps, surtout l'été.

La nuit favorise le repos.

L'externe est yang. Les rayons solaires frappent la croûte terrestre, la peau et tout ce qui est externe. Les gens du Sud s'extériorisent plus que ceux du Nord.

Il faut cependant être constamment imprégné de la relativité yin et yang car rien n'existe à l'état pur : il y a toujours du yin dans le yang et du yang dans le yin. C'est ainsi que la peau est yang par rapport aux muscles, lesquels sont yin par rapport à la peau, alors que les muscles peuvent être considérés comme yang par rapport aux os. C'est la raison pour laquelle le nuage nous sert de référence pour désigner la relativité yin. Plus le nuage est épais, moins la clarté solaire nous parvient, plus l'atmosphère est humide. Tout cela implique le yin.

De plus, l'excès de yang peut se transformer en yin. Par exemple, quand il fait trop chaud, nous ne sommes pas enclins au mouvement mais à la sieste. Autre exemple, lorsqu'une personne s'énerve trop, elle peut faire de la dépression après avoir eu une crise de nerfs. De même, un excès de yin peut provoquer un phénomène d'excès de yang, tel le grand froid qui peut provoquer des brûlures.

Tableau simplifié du rapport yin-yang

YANG (+)	YIN (-)
Soleil	Nuage
Lumière	Nuit
Chaleur	Froid
Sécheresse	Humidité (eau, sang)
Externe	Interne
Mouvement	Repos
Défense	Fécondation
Excès de YANG (+)	**Excès de YIN (-)**
Crainte du chaud	Crainte du froid
Thermophobie	Frilosité
Diurèse insuffisante	Diurèse importante
(- de 3 fois par jour)	(+ de 5 fois par jour)
Règles insuffisantes	Règles abondantes
Aménorrhée	Règles longues
(absence de règles)	(plus de 5 jours)
Crampes	Relâchement musculaire
Extériorisation	Intériorisation
Mouvement exagéré	Inertie
Excitation	Lymphatisme (indolence)

Nervosité externe   Nervosité interne
Insomnie   Somnolence
Brûlures   Ralentissement de fonctions
Inflammation   Insensibilité

Dans le cas d'un excès de yang, nous dispersons (-).
Dans le cas d'une insuffisance de yang, nous tonifions (+).
Nous pouvons tonifier ou disperser un méridien,
un organe, une fonction.
Nous pouvons tonifier ou disperser l'ensemble du corps.
Nous pouvons tonifier ou disperser une région du corps.

Le meilleur moyen d'y croire, c'est de l'expérimenter

Voici quelques situations pénibles qui nous gâchent fréquemment la vie et qui peuvent trouver une solution heureuse presque instantanément.

Essayez de mettre en pratique immédiatement cette merveilleuse méthode en stimulant les points suivants qui s'appliquent à votre état d'être. Leur localisation est indiquée aux pages figurant entre parenthèses

Vous êtes nerveux :   Dispersez les 4GI (p. 67),
                            36E (p. 78) et
                            3F (p. 182).

Vous êtes fatigué :   Tonifiez les 6Rt (p. 93),
                            6VC (p. 286) et
                            12VC (p. 287).

PRINCIPES DE BASE

Vous avez mal au ventre,
vous avez des colites, des spasmes : Dispersez le 9Rt (p. 88).

Vous toussez : Dispersez le 7P (p. 51).

Vous avez un coup de soleil : Dispersez le 7P (p. 51).

L'évolution du yin et du yang

Deux forces qui sont opposées et complémentaires.
Une dualité qui est sans cesse présente : le bon et le mauvais, le positif et le négatif, le jour et la nuit, l'endroit et l'envers, le chaud et le froid, l'activité et le repos...

Mais rien n'est tout à fait yin ou tout à fait yang.
Tout est plus ou moins yin ou plus ou moins yang. La variation se fait constamment.

Par exemple, l'évolution yin-yang au cours de 24 heures :
12 h 00 (midi) représente le maximum yang.
24 h 00 (minuit) dispose du maximum yin.

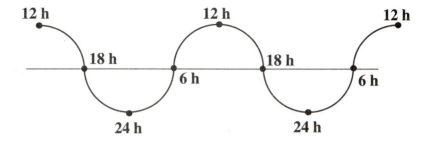

Le cycle d'une journée

Mais le yang commence à croître dès 24 h 00 et s'amplifie jusqu'à 12 h 00 pour commencer à décroître dès ce moment.

Sa variation est progressive, mais elle le sera également en fonction des saisons.

Tout possède un certain degré de yin et de yang.

Ainsi l'homme est plus yang que la femme, mais un homme peut être plus ou moins yang et une femme plus ou moins yin. Le yin attire le yang et vice-versa.

Un état trop yang (excitation extrême, hystérie) peut devenir subitement très yin (dépression nerveuse) qui succède quelquefois à un excès de nervosité.

Pour un esprit matérialiste, cette notion de yin et de yang n'est pas toujours simple à saisir car elle est le symbole de ce qui est mouvement. Mais qu'est-ce que la vie, sinon un éternel mouvement énergétique, car il ne peut y avoir de vie sans mouvement moléculaire.

Définition des Méridiens Principaux

Comme le sang, l'énergie parcourt sans cesse le corps. Elle est présente partout, mais elle se rassemble dans des voies de circulation que nous avons appelées les Méridiens Principaux.

Les Méridiens Principaux sont au nombre de douze (12) et portent le nom des organes auxquels ils se rattachent.

Les Méridiens Principaux sont bilatéraux, c'est-à-dire qu'ils ont tous une branche à droite et une branche à gauche.

Il y a six (6) méridiens yang et six (6) méridiens yin.

Méridiens YANG	Méridiens YIN
Estomac (E)	Rate (Rt)
Intestin Grêle (IG)	Coeur (C)
Gros Intestin (GI)	Poumons (P)
Vésicule Biliaire (VB)	Foie (F)
Vessie (V)	Reins (Rn)
Triple Réchauffeur (TR)	Maître du Coeur (MC)

Les méridiens yang

Les méridiens yang sont des poches ou des tuyaux en rapport avec l'extérieur.

Les 3 premiers :

La nourriture venant de l'extérieur entre par la bouche, descend dans l'**Estomac**, continue dans l'**Intestin Grêle**, puis aboutit dans le **Gros Intestin** où elle sera expulsée par l'anus.

Les 3 autres en rapport avec l'extérieur :

La **Vésicule Biliaire** est une poche qui reçoit la bile du foie, la stocke puis la verse dans l'intestin grêle, au fur et à mesure des besoins.

La **Vessie** est une poche qui reçoit l'urine des reins et qui la verse vers l'extérieur via le canal de l'urètre.

Le **Triple Réchauffeur** est un système de coordination énergétique en rapport avec la thermorégulation et le système nerveux sympathique.

Les méridiens yin

Les méridiens yin sont en rapport avec des organes plus délicats et toujours pleins de sang :

La **Rate** stocke et nettoie le sang.

Le **Cœur** est la pompe du sang.

Les **Poumons** éliminent l'acide carbonique du sang et y apportent l'oxygène.

Le **Foie** contrôle, détoxique et régularise la composition du sang.

Les **Reins** filtrent continuellement le sang pour en éliminer les acides.

Le **Maître du Cœur** est le système de préservation et de contrôle des fonctions du cœur, de la circulation et du plaisir de vivre.

Le couplage énergétique

Chaque méridien yang est couplé à un méridien yin et vice-versa.

C'est ainsi que le **méridien Estomac** est couplé au **méridien Rate**. Le méridien Estomac s'occupe de la première partie digestive qui se passe dans la bouche et dans l'estomac. Le méridien Rate joue un rôle très important au niveau de la seconde partie digestive qui se passe dans l'intestin grêle grâce à l'action du suc pancréatique.

Les **méridiens Intestin Grêle** et **Cœur** sont couplés pour les raisons suivantes : L'intestin grêle permet aux particules résultant de la digestion de franchir ses parois. À ce moment-là, les aliments réduits en petites particules sont pris en charge par le système circulatoire qui les distribue à toutes nos cellules.

Le **méridien Poumons** est couplé avec celui du **Gros Intestin** car ces deux organes ont pour rôles principaux, l'un d'éliminer les déchets gazeux, l'autre d'éliminer les déchets solides. Ils jouent également un rôle dans un autre sens. C'est ainsi que les poumons apportent de l'oxygène et que le gros intestin réabsorbe l'eau, des sels minéraux et certaines vitamines.

Le **méridien Foie** est couplé avec le **méridien Vésicule Biliaire** puisque c'est le foie qui produit la bile que la vésicule biliaire emmagasine.

Le **méridien Reins** est couplé avec le **méridien Vessie** puisque les reins excrètent l'urine qui est stockée dans la vessie.

Quant aux **méridiens Maître du Cœur** et **Triple Réchauffeur**, ils ne peuvent faire autrement que d'être couplés ensemble puisqu'il s'agit de deux fonctions; l'une yin s'intéressant plus spécialement à tout ce qui est en rapport avec le coeur et l'autre, essentiellement yang, puisqu'elle est en rapport avec la chaleur et la thermorégulation.

Le rôle du système digestif

Notre corps est un univers de milliards de cellules. En fait, nous sommes responsables de la vie de ces cellules. C'est pourquoi, nous devons leur apporter à manger. Pour cela, nous sommes dotés d'un système digestif qui permet de scinder en toutes petites particules les substances macroscopiques que nous mangeons pour qu'elles puissent devenir microscopiques, c'est-à-dire à la dimension correspondant aux possibilités d'absorption de nos cellules. Les aliments que nous mangeons sont donc transformés en nutriments adaptés aux besoins de notre univers cellulaire.

La loi des cinq éléments

La loi des cinq éléments nous permet de comprendre les raisons de nos goûts, de nos répulsions, de notre caractère. Elle nous aide à établir un bilan énergétique et permet de mieux nous situer à travers les lois de l'univers.

À chaque saison correspond un élément dominant. Au printemps c'est le Bois, en été c'est le Feu, en automne c'est le Métal et en hiver, c'est l'Eau. La Terre se situe comme une inter-saison mais son activité majeure est représentée en fin d'été.

À chaque élément correspond un couple de méridiens, une ou des couleurs, une ou des saveurs, un climat, un état psychique, un groupe de tissus. Les tableaux sur les pages suivantes vous en font la représentation graphique.

L'élément Terre

À l'élément Terre correspondent les méridiens Rate et Estomac.

La terre est notre élément nourricier. C'est elle qui produit les aliments qui nous font vivre et qu'il nous faudra ensuite digérer grâce aux sucs digestifs de l'estomac et du pancréas.

Cet élément correspond au jaune. Il se situe au centre comme notre estomac, notre rate et notre pancréas qui sont au centre de notre organisme. Il correspond à un climat humide nécessaire pour que la terre puisse produire et à une saveur douce que l'on trouve dans les hydrates de carbone contenus dans la plupart des fruits, des céréales et de certains légumes.

L'homme se situe entre ciel et terre. Il vibre en fonction de l'harmonie des ondes cosmo-telluriques qu'il réceptionne. La terre représente pour l'homme l'univers qui est en quelque sorte son centre. Une personne bien centrée, bien axée, est une personne bien équilibrée qui a de l'estomac. Cela correspond également aux possibilités de concentration, de rapidité des réflexes de l'individu. Il faut savoir également que la rate fait également partie du système lymphatique et qu'une personne dotée d'une bonne énergie au niveau de la rate sera rapide, entreprenante, alors qu'une personne, dont l'énergie est insuffisante à ce niveau, sera encline à un certain lymphatisme qui pourra lui faire "rater son coup".

C'est dans cet élément que se situent le système lymphatique, la chair et les tissus conjonctifs.

L'élément Métal

L'élément Métal correspond aux méridiens Poumons et Gros Intestin. Il se rapporte à l'ouest, à l'automne, au blanc, à la saveur piquante.

Le psychisme est influencé par l'automne qui correspond à une période intermédiaire entre la fin d'une saison yang et le début d'un cycle yin. C'est à ce moment-là que la nature revêt pour un temps assez court ses plus beaux atours. Pendant quelques jours, les feuillages prendront des teintes magnifiques nous invitant au romantisme. Puis, les feuilles tomberont, la nature évoquera alors une certaine mélancolie, voire une certaine tristesse. En équilibrant l'énergie des méridiens Poumons et Gros Intestin, nous pourrons ainsi agir contre la tristesse et la dépression.

L'élément Métal est en rapport avec la peau, la gorge et le nez. On peut considérer la peau comme un poumon périphérique qui respire. Aussi ne soyons pas étonnés de trouver sur les méridiens Poumons et Gros Intestin des points favorables à la peau.

L'élément Eau

L'élément Eau correspond à l'hiver, au nord, au froid et au sel. N'oublions pas que c'est dans les océans, qui recouvrent 70% de la planète, que se trouve le sel. Hormis la couche d'eau superficielle, l'eau des océans est froide et la nuit y règne. C'est donc le noir qui est associé à cet élément.

Le méridien Reins est en rapport également avec les glandes surrénales qui produisent l'adrénaline que l'on peut considérer comme étant l'hormone du courage. La personne en insuffisance d'énergie au niveau de ce méridien manquera de courage, la peur et le froid lui feront faire "pipi dans sa culotte". Une personne disposant d'une bonne énergie au niveau du méridien Reins sera courageuse et saura prendre les décisions qui s'imposent dans toutes les circonstances, alors que l'individu dont l'énergie du méridien Reins est en insuffisance est le type même de l'indécis. Il met toujours du temps à répondre à une question. On dit qu'il tourne autour du pot.

Cet élément se rapporte aux os, aux dents et aux oreilles. Nos os et nos dents ont besoin de sels minéraux de même que nos oreilles qui sont composées de petits os sensibles à l'ostéoporose et à la décalcification. Il est donc important pour la santé de nos os que nos reins soient très sélectifs et ne laissent pas fuir nos sels minéraux. D'autre part, on connaît l'importance de la cortisone produite par les corticosurrénales sur les douleurs rhumatismales des os et des articulations.

L'élément Bois

Au printemps, ce sont le vert et le bleu qui dominent. Vert dans la nature et bleu dans le ciel, grâce au vent qui chasse les nuages. Les personnes qui aiment le bleu ont besoin de l'énergie dégagée par cette couleur pour stimuler leur foie. Si, au contraire, une personne n'aime pas porter des habits verts, ce pourrait être un signe d'excès d'énergie yang au niveau de la vésicule biliaire. Sur le plan psychique, l'élément Bois correspond au combat. Si l'énergie est bien équilibrée au niveau de la vésicule biliaire, l'individu saura mener le combat de la vie pour lutter contre les microbes, la paresse, le stress et tous les éléments qui nous y incitent. Si l'énergie est en insuffisance, le sujet sera peu combatif et peu audacieux. Si, au contraire, il est en excès, c'est-à-dire en surtension, il se mettra facilement en colère, sera vindicatif, susceptible et commettra parfois des actes irréfléchis, lourds de conséquences !

Dans le cas d'une insuffisance comme dans le cas d'un excès, l'individu ne saura pas correctement faire face aux agressions et il se fera de la bile. C'est donc sur les méridiens Foie et Vésicule Biliaire que l'on agira dans les cas d'angoisse, de timidité ou d'impulsivité.

C'est dans cet élément que se situent les yeux, les muscles et les ongles. Il est dit en médecine chinoise que le foie fleurit dans les yeux. Nous verrons comment améliorer la vue en utilisant certains points des méridiens Foie et Vésicule Biliaire. Les muscles fonctionnent grâce au glucose que produit le sang.

L'élément Feu

L'énergie culmine au niveau de l'élément Feu qui est représenté par quatre méridiens. Le Feu Ministre avec les méridiens Maître du Coeur et Triple Réchauffeur et le Feu Empereur avec les méridiens Coeur et Intestin Grêle. Cet élément correspond au rouge, à l'été, à la chaleur et au sud. Pour la saveur, c'est le fumé, le brûlé et l'amer.

Sur le plan psychique, l'élément Feu représente la raison de vivre, l'amour de la création de l'univers, en quelques mots : *La Joie de vivre, l'Amour, la Générosité.* Quand cet élément est bien contrôlé, il fait place à la sagesse, à la sérénité et au plaisir d'une vie saine, active et bienfaisante. L'individu en excès au niveau de l'élément Feu appartiendra au tempérament sanguin avec le teint coloré, le sourire et la parole faciles et sera spontané. Il appréciera un peu trop la bonne chère et les plaisirs frelatés et risquera de "brûler la chandelle par les deux bouts" et se retrouvera avec des troubles cardio-vasculaires.

L'individu en insuffisance au niveau de cet élément aura le teint terne, aura tendance à l'hypotension artérielle, dégagera peu d'enthousiasme et d'optimisme et se dirigera vers la neurasthénie et le dégoût de la vie.

L'idéal, comme toute chose, se situe dans l'équilibre, c'est-à-dire le juste milieu.

Cet élément se rapporte aux veines et aux artères, c'est-à-dire à la circulation sanguine. L'insuffisance au niveau de l'élément Feu produit l'hypotension alors que l'excès favorise l'hypertension.

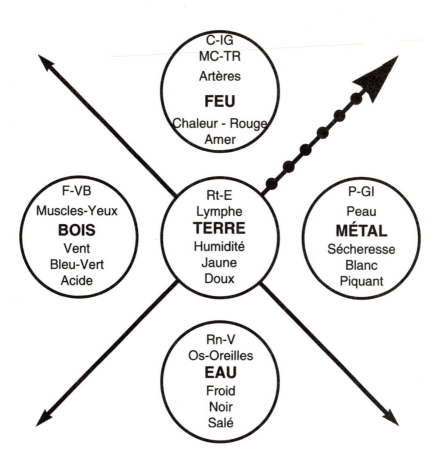

L'élément Terre, situé au centre, se déplace entre chaque saison avec une dominance en fin d'été.

Élément	TERRE	MÉTAL	EAU	BOIS	FEU
Situation	Centre	Ouest	Nord	Est	Sud
Saison	Intersaisons Fin d'été	Automne	Hiver	Printemps	Été
Climat	Humide	Sec	Froid	Venteux	Chaud
Couleur	Jaune	Blanc	Noir	Vert et Bleu	Rouge
Saveur	Doux	Piquant	Salé	Acide	Amer
Méridien yin	Rt	P	Rn	F	C - MC
Méridien yang	E	GI	V	VB	IG - TR
Fonctions	Nourrir Digérer	Récupérer Évacuer	Filtrer Éliminer	Production Détoxination	Assimilation Livraison Circulation
Tissu organique	Lymphe	Peau	Os et Dents	Yeux et Muscles	Artères

Les cinq éléments et leurs correspondances

PRINCIPES DE BASE

Élément	TERRE	MÉTAL	EAU	BOIS	FEU
Énergie psychique bénéfique	Équilibre Concentration Déplacement	Ordre Organisation Conservatisme	Courage Résistance Décision Volonté	Défense Combat Réalisation	Satisfaction Intelligence AMOUR Sagesse
destructrice	Soucis	Tristesse	Peur	Colère	Insatisfaction
en surtension énergétique	Obsession Instabilité	Imposition des idées	Autoritarisme Prise de risques inconsidérée Impulsivité	Rancune Agressivité	Caractère fêtard "Brûler la chandelle par les 2 bouts"
en sous-tension énergétique	Manque d'équilibre Lymphatisme	Plaignardise Désorganisation	Peur Indécision	Tempérament bilieux	Dépression Dégoût de la vie

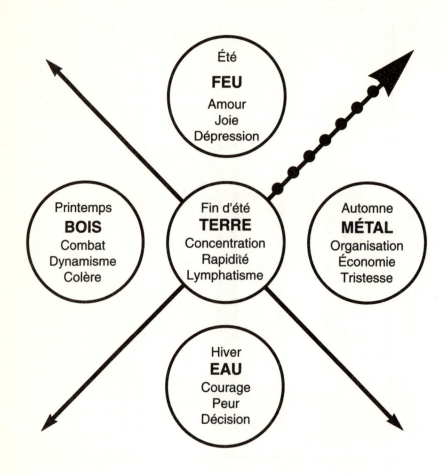

Les cinq éléments et le psychisme

La tonification et la dispersion

Trois possibilités s'offrent à nous, soit :

1. tonifier ou disperser l'ensemble du corps;
2. tonifier ou disperser simplement une région du corps ou une fonction définie;
3. tonifier ou disperser un méridien.

Pour cela, nous disposons :

1. de points spécifiques qui agissent sur l'ensemble du corps;
2. de points qui agissent sur une région ou une fonction définie;
3. de points de commande sur le méridien qui agissent sur celui-ci.

Pour tonifier l'ensemble du corps, nous utilisons des points à action générale qu'il faudra tonifier tels les *points antifatigue* suivants :

6Rt, 36E, 6VC, 4VG, 12VC et 38V.

Pour disperser l'ensemble du corps, comme dans le cas d'*un excès de yang* chez un sujet trop excité, nous disperserons des points qui ont une action générale relaxante comme les :

6MC, 3F, 4GI, 40VB et 17VC.

<u>Pour tonifier un méridien</u>, nous stimulerons le point de tonification du méridien ou son point source.

<u>Pour disperser un méridien</u>, nous stimulerons le point de dispersion du méridien ou son point source.

NOTE : Les points de tonification et de dispersion de chaque méridien changent en fonction des saisons. Les indications nécessaires à cet effet vous seront communiquées au fur et à mesure de l'étude des méridiens principaux.

Les points les plus importants sur les Méridiens Principaux

Les cinq points suivants sont toujours présents sur chaque Méridien Principal et se situent à l'extrémité des membres, entre orteils et genou ou doigts et coude.

Le point de Tonification
Il augmente la quantité de yang dans le méridien correspondant.

Le point de Dispersion
Il diminue la quantité de yang dans le méridien correspondant.

Le point Source
Il peut tonifier ou disperser le méridien correspondant suivant le besoin.

PRINCIPES DE BASE

Le point Lo
C'est un point qui favorise l'harmonie dans le couple yin-yang en permettant de faire passer le trop-plein d'énergie d'un méridien dans son méridien couplé en insuffisance d'énergie.

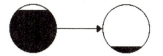

Vue en coupe de 2
Méridiens Principaux
déséquilibrés

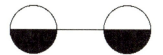

Vue en coupe de 2
Méridiens Principaux
équilibrés

Le point Ting
Le point Ting est situé à la base de l'ongle, que l'on appelle angle unguéal, comme montré dans les schémas ci-dessous. C'est le premier ou le dernier point du méridien principal. Tous les méridiens commencent ou se terminent à la base d'un ongle, sauf pour le MP Reins qui commence sous le pied.

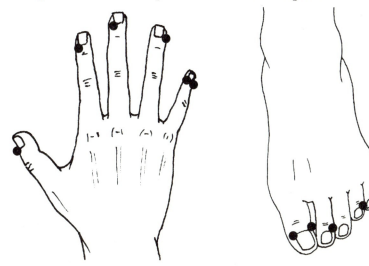

NOTE : Le nombre de points varie d'un méridien à un autre. Par exemple, le MP Maître du Cœur en compte 9 et le MP Vessie, 67. Mais tous les méridiens ont un point pour tonifier le méridien, un point pour le disperser, un point Source qui peut compléter l'action du point de Tonification ou de Dispersion et un point Lo qui équilibre le couple. Tous ces points se trouvent aux extrémités des membres, en dessous des genoux ou des coudes, ainsi que les points Clé qui agissent sur les Merveilleux Vaisseaux. Les autres points agissent sur une fonction ou une région spécifique du corps.

Les points spéciaux

Le point Clé
Il existe 8 points Clé de chaque côté du corps. Quatre se situent sur le pied et quatre sur la main. Ce sont des points très importants car ils ouvrent des Merveilleux Vaisseaux et régulent plusieurs Méridiens Principaux d'un seul coup et soignent plusieurs troubles en une seule fois.

Le point Mo
C'est un point situé sur le tronc. Il agit directement sur l'organe correspondant auquel il se rapporte. On le stimule généralement en association avec le point Iu correspondant.

Le point Iu
C'est un point que l'on retrouve dans le dos, sur le MP Vessie, de chaque côté des muscles de la colonne vertébrale. C'est un point réflexe à action directe sur l'organe qu'il représente.

Informations importantes sur les points qui tonifient et qui dispersent

Il ne faut pas confondre tonifier ou disperser un méridien et tonifier ou disperser un point.

Seuls les points Source, de Tonification ou de Dispersion peuvent tonifier ou disperser le méridien. Tous les autres points du méridien peuvent tonifier ou disperser une fonction ou la région avec laquelle ils sont en rapport.

D'autre part, seuls les points de Tonification et de Dispersion sont influencés par les saisons et, de ce fait, pourront tonifier le méridien durant une certaine saison et pourront le disperser durant une autre. Par exemple, le 9P tonifie surtout dans sa saison, c'est-à-dire l'automne, mais comme il est point Source, il peut également tonifier durant les autres saisons, sauf en été où il est dispersant. Autrement dit, si l'on veut disperser le méridien en été, on utilisera le 9P et, si l'on veut le tonifier, on stimulera le 11P qui tonifie à cette saison.

Il est intéressant de noter que tous les points de Tonification et de Dispersion sont toujours situés aux extrémités des membres, sous le coude ou le genou. Il n'y a pas de point de Tonification ou de Dispersion du méridien sur le tronc. On peut toutefois tonifier ou disperser un point sur le tronc pour son propre compte tel le 2P qui a une action dans son secteur, c'est-à-dire sous la clavicule, ou l'organe poumons.

L'ÉNERGIE QUI GUÉRIT

Pour vous Mesdames

Ne stimulez jamais les points durant les règles. Le 60V est le seul point autorisé (en dispersion). Il calme les douleurs.

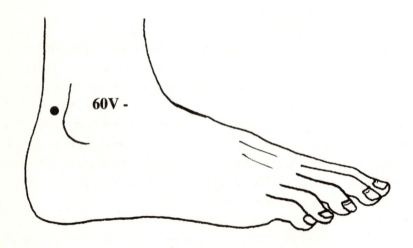

60V : Situé juste derrière la malléole externe.

Certains points sont également déconseillés pendant la grossesse. Ils sont alors indiqués sous *"Précaution"*.

3. Méridiens Principaux
Physiologie énergétique et points les plus importants

MP Poumons

Polarité :	Yin.
Méridien couplé :	MP Gros Intestin.
Élément :	Métal.
Saison :	Automne.
Couleur :	Blanc.
Situation :	Ouest.
Tissu organique :	Peau.
Fonction organique :	Récupération de l'oxygène et évacuation des déchets gazeux.
Énergie psychique :	Romantisme, tristesse.
Magnitude énergétique :	Entre 3 et 5 h 00 du matin.

Physiologie des poumons

Le rôle des poumons est de laisser pénétrer l'oxygène dans le sang et de permettre l'évacuation de l'acide carbonique.

L'oxygène est absolument nécessaire aux réactions chimiques cellulaires qui entretiennent la vie. Mais ces mêmes réactions chimiques produisent du gaz carbonique qu'il faut éliminer au plus vite.

Ce passage à double sens est réalisé au niveau des alvéoles pulmonaires grâce à une différence de pression entre l'intérieur et l'extérieur ainsi que des différences de potentiel électro-ionique.

MÉRIDIENS PRINCIPAUX

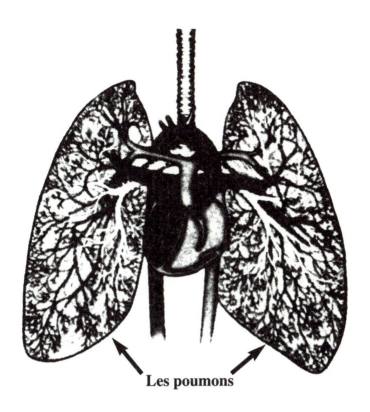

Les poumons

Le rapport poumons-cœur

Le rythme cardiaque est influencé par le rythme respiratoire et inversement. En effet, il est possible de ralentir les battements rapides d'un cœur qui auraient été accélérés pendant un exercice ou une course par plusieurs respirations profondes contrôlées. C'est ce que font les yogis qui, grâce à cette technique, maîtrisent bien des fonctions principales. Ce rapport entre le cœur et les poumons explique pourquoi certains points du MP Poumons agissent sur les artères et la tension artérielle, tel le 9P.

Physiologie énergétique du MP Poumons

Le couple Poumons-Gros Intestin appartient à l'élément Métal situé en automne, saison d'inspiration romantique par l'ambiance qui s'en dégage : les magnifiques teintes de la nature, le climat plus doux, le temps des récoltes, de la mise en conserves. Il convient donc de s'organiser en fonction de l'hiver qui approche. À la fin de l'automne, les feuilles nous quittent, les jours sont de plus en plus courts et le froid s'installe. La tristesse aussi : "Les feuilles mortes se ramassent à la pelle, les souvenirs et les chagrins aussi". C'est ainsi que le romantisme peut faire place à la mélancolie.

Et ce n'est pas pour rien que l'on peut noter chez les personnes dont les MP Poumons et Gros Intestin sont en insuffisance énergétique, une note de pessimisme dans leur comportement d'où l'intérêt de tonifier ces méridiens chez elles qui profitent de toutes les occasions pour se plaindre.

En regard de ce qui précède, voilà donc pourquoi il y a intérêt à équilibrer ce potentiel électro-ionique par la stimulation des points d'harmonisation. Le 9P est un excellent point à stimuler car il est à la fois un point de Tonification en automne, période de l'année la plus délicate, et point Source pendant toute l'année, lui conférant la propriété d'améliorer la physiologie respiratoire non seulement au niveau des Poumons, mais également et surtout au niveau cellulaire. Ceci explique ses actions bienfaisantes sur l'ensemble du corps composé de milliards de cellules vivantes.

Le 9P agit sur :

1. La nervosité et le sommeil, car n'oublions pas que les cellules nerveuses ont besoin de 5 fois plus d'oxygène que les autres cellules.

2. Les artères, la qualité du sang et la pression artérielle. (Le sang plus fluide car étant plus riche en oxygène et plus pauvre en gaz carbonique permet d'éviter les agglomérats. Il se dynamise donc et circule beaucoup mieux, d'où plus grande vitalité.)

3. La tristesse, le pessimisme et la mélancolie. (Nous avons vu auparavant dans la Loi des 5 éléments que les insuffisances énergétiques au niveau du MP Poumons inclinaient à la tristesse. Dès lors, on comprend pourquoi la tonification du 9P est tout indiquée chez les sujets plaintifs, mélancoliques et tristes. Il serait également souhaitable d'y ajouter la stimulation du point de la *Joie de vivre*, le 3C, que nous étudierons avec le MP Cœur.

Trajet du MP Poumons

Le MP Poumons commence sur le thorax entre la première et la deuxième côte et se termine au pouce au niveau de l'angle unguéal, du côté externe.

Douleurs sur le trajet du MP Poumons

Douleur au pouce, au poignet du côté pouce, à l'avant-bras antérieur, au centre du coude antérieur, au bras au niveau du biceps, à l'épaule antérieure.

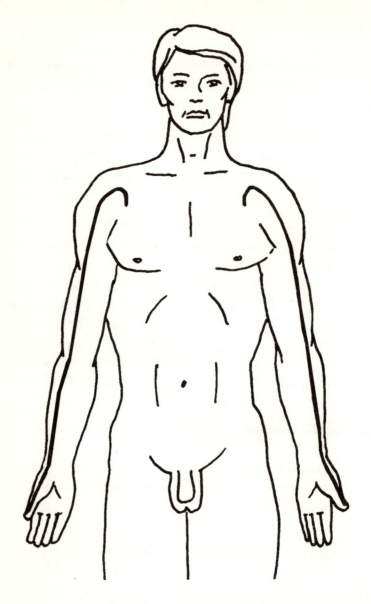

Le trajet du MP Poumons

MÉRIDIENS PRINCIPAUX

Que faire s'il y a douleur sur le trajet du MP Poumons

Tonifier le point Ting des 2 côtés :	11P +
Tonifier le point de Tonification du côté de la douleur :	9P +
Disperser les points encadrant la douleur :	-
Tonifier le point de Rencontre des 2 côtés :	22VB +

Manifestations d'excès énergétique du MP Poumons

Toux, éternuement, sécheresse et irritation de la gorge, sécheresse du nez, conformisme outrancier.

Comment disperser le MP Poumons en cas d'excès

Au printemps :	10P -	En automne :	5P -
En été :	9P -	En hiver :	1P -
En fin d'été :	8P -		

Manifestations d'insuffisance énergétique du MP Poumons

Maux de gorge fréquents, teint pâle, hypotension, voix faible, mélancolie.

Comment tonifier le MP Poumons en cas d'insuffisance

Au printemps :	5P +	En automne :	9P +
En été :	11P +	En hiver :	8P +
En fin d'été :	10P +		

Points les plus importants du MP Poumons

1P : *Point Mo*
Situé sur le bord supérieur de la deuxième côte, sous le 2P dont il est séparé par la première côte.
Agit directement sur les Poumons.
En cas de froid, pour éviter la grippe (+).
Toux avec inflammation des poumons (-).

2P : Situé dans la concavité inférieure de la clavicule, dans le creux qui s'accentue en portant l'épaule vers l'avant.
Agit directement sur les Poumons.
En cas de froid, pour éviter la grippe (+).
Toux avec inflammation des poumons (-).

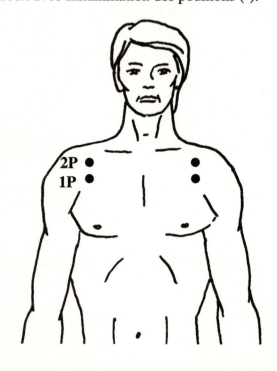

MÉRIDIENS PRINCIPAUX

5P : Situé au milieu du pli de flexion du coude, contre le tendon du biceps.
Ce point disperse le méridien Poumons dans sa saison, l'automne, et le tonifie au printemps.
En toutes saisons, il peut agir sur les cas suivants :
Éternuement (-).
Douleur au coude (-).

7P : *Point Clé Important*
Point Lo
Situé dans la gouttière radiale où l'on sent battre l'artère, à 3 travers de doigts au-dessus du pli du poignet, c'est-à-dire au-dessus de la styloïde radiale.
Pour faire avorter une crise d'asthme (-).
Pour stopper une toux (-).
Pour calmer une brûlure, un coup de soleil (-).

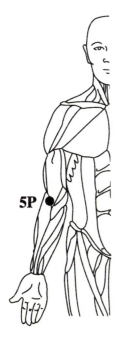 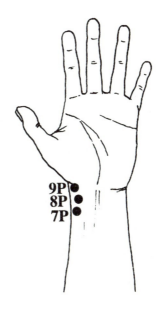

8P : Situé dans la gouttière radiale, au niveau de la styloïde radiale.

Ce point tonifie le méridien Poumons en hiver et le disperse en fin d'été.

En toutes saisons, il peut agir sur les cas suivants :
Douleur à la main, au poignet, au pouce (-).
Laryngite (-).
Nez sec (-).

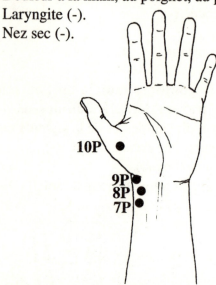

9P : *Point Source*
Point Starter du Sommeil

Situé dans la gouttière radiale, sur le pli du poignet, c'est-à-dire avant la styloïde radiale.

Ce point tonifie le méridien Poumons dans sa saison, l'automne, et le disperse en été.

En toutes saisons, il peut agir sur les cas suivants :
A une action favorable sur les artères.
Pour redonner du tonus en cas d'hypotension (+).
Pour redonner du tonus en cas de tristesse (+) associé aux 36E (+), 6Rt (+) et 3C (-).

MÉRIDIENS PRINCIPAUX

10P : Situé en plein milieu du premier métacarpien, sur l'éminence thénar, au niveau de l'insertion du bord interne du muscle du court abducteur du pouce.
Ce point tonifie le méridien Poumons en fin d'été et le disperse au printemps.
En toutes saisons, il peut agir sur les cas suivants :
Douleur au pouce (-).
Aphonie par irritation de la gorge (-).
Intoxication alcoolique (-).

11P : *Point Ting*
Situé à l'angle unguéal du pouce.
Ce point tonifie le méridien Poumons en été et le disperse en hiver.
En toutes saisons, il peut agir sur le cas suivant :
Mal de gorge (+).
Très efficace chez les enfants.

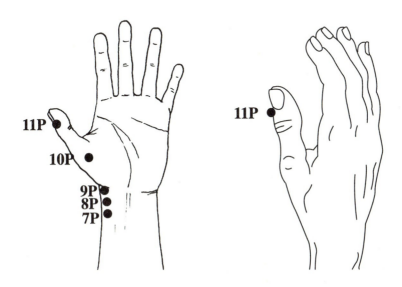

MP Gros Intestin

Polarité : Yang.
Méridien couplé : MP Poumons.
Élément : Métal.
Saison : Automne.
Couleur : Blanc.
Situation : Ouest.
Tissu organique : Peau.
Fonction organique : Récupération et évacuation des déchets solides.
Énergie psychique : Romantisme, tristesse.
Magnitude énergétique : Entre 5 et 7 h 00 du matin.

Physiologie du gros intestin

Les substances non absorbées durant la phase digestive se dirigent dans le gros intestin qui ne mesure que 1,5 mètre de long, mais dont le diamètre est trois fois plus gros que celui de l'intestin grêle. Le rôle du gros intestin n'est pas seulement celui de la défécation; il s'y passe des phénomènes importants comme la production de certaines vitamines, notamment la vitamine K et la vitamine B. Une partie de l'eau et de sels minéraux contenue dans les déchets de cette digestion est réabsorbée au niveau du gros intestin. Les aliments n'ayant pas été digérés sont acheminés vers l'extérieur. C'est l'étape finale de la phase digestive.

MÉRIDIENS PRINCIPAUX

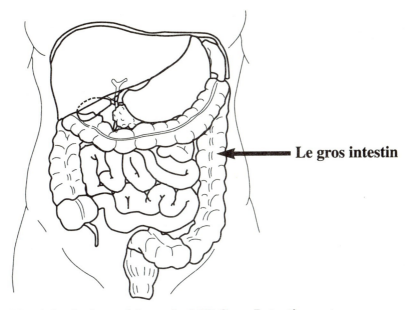

← Le gros intestin

Physiologie énergétique du MP Gros Intestin

Nous avons vu que le MP Gros Intestin est couplé avec le MP Poumons appartenant à l'élément Métal, situé en automne, saison des récoltes (récupération, entrée) des conserves (organisation, prévoyance), des fumures (récupération de l'élimination, c'est-à-dire sortie = entrée). L'automne implique une organisation tenant compte de la comptabilité des entrées et des sorties. Tout comme le gros intestin qui récupère l'eau de la digestion, des sels minéraux, des vitamines et l'élimination des déchets qui peuvent servir aux fumures afin de générer la vie organique de la Terre.

Les individus en insuffisance énergétique Gros Intestin peuvent avoir de la difficulté à s'organiser, à faire de l'ordre dans leurs idées et dans leur mode de vie en général.

Les individus en excès, tout au contraire, risquent d'être des maniaques de l'organisation, d'avoir l'esprit critique outrancier et de vouloir imposer leurs idées aux autres.

Une insuffisance énergétique au niveau du Gros Intestin peut donc occasionner tout aussi bien de la constipation atonique par paresse des muscles intestinaux, que de la diarrhée, que des difficultés à s'organiser ou à faire des économies...

Le 11GI sera donc un excellent point à stimuler, étant le point de Tonification du Gros Intestin en automne, car il peut agir tout aussi bien sur une constipation atonique, une diarrhée banale, des troubles dermatologiques tels peau sèche, acné, urticaire, que sur le manque d'organisation ou une mauvaise gestion de son économie énergétique. En dehors de l'automne, nous utiliserons en hiver le 1GI, au printemps le 2GI et en été le 4GI.

Trajet du MP Gros Intestin

Le MP Gros Intestin commence à l'angle unguéal de l'index, du côté du pouce, monte sur le bord externe de l'avant-bras, du bras, de l'épaule et du cou et se termine au nez.

Douleurs sur le trajet du MP Gros Intestin

Ne soyons pas étonnés qu'une douleur au niveau de l'index, du poignet, du coude (tennis elbow), de l'épaule, de la gorge, des dents ou qu'un nez bouché puissent être en rapport avec un trouble du Gros Intestin et qu'ils puissent être traités par certains points du MP Gros Intestin.

MÉRIDIENS PRINCIPAUX

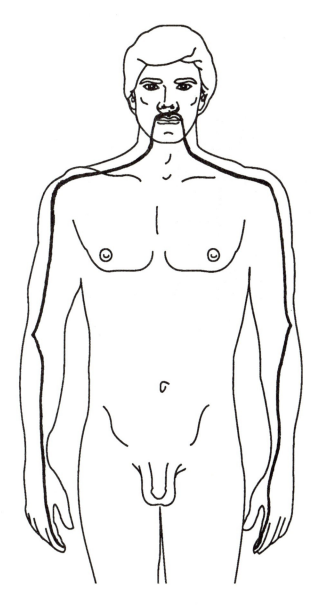

Le trajet du MP Gros Intestin

Que faire s'il y a douleur sur le trajet du MP Gros Intestin

Tonifier le point Ting des 2 côtés :	1GI +
Tonifier le point de Tonification du côté de la douleur :	11GI +
Disperser les points encadrant la douleur :	-
Tonifier le point de Rencontre des 2 côtés :	13VB +

Manifestations d'excès énergétique du MP Gros Intestin

Constipation spasmodique, selles dures et foncées, diarrhée aiguë avec inflammation, colite.

Comment disperser le MP Gros Intestin en cas d'excès

Au printemps :	5GI -	En automne :	2GI -
En été :	11GI -	En hiver :	3GI -
En fin d'été :	1GI -		

Manifestations d'insuffisance énergétique du MP Gros Intestin

Constipation atonique, paresse du gros intestin, diarrhée banale.

Comment tonifier le MP Gros Intestin en cas d'insuffisance

Au printemps :	2GI +	En automne :	11GI +
En été :	3GI +	En hiver :	1GI +
En fin d'été :	5GI +		

MÉRIDIENS PRINCIPAUX

Points les plus importants du MP Gros Intestin

1GI : *Point Ting*
Situé à l'angle unguéal de l'index, côté pouce.
Ce point tonifie le méridien Gros Intestin en hiver et le disperse en fin d'été.
En toutes saisons, il peut agir sur les cas suivants :
Mal de gorge (+).
Névralgie dentaire (+).
Acné (+).

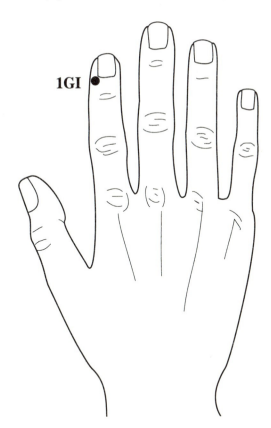

2GI : Situé juste avant l'articulation métacarpo-phalangienne, sur le bord interne de l'index.
Ce point disperse le méridien Gros Intestin dans sa saison, l'automne, et le tonifie au printemps.
En toutes saisons, il peut agir sur le cas suivant :
Douleur de l'index (-).

3GI : Situé juste après l'articulation métacarpo-phalangienne, sur le bord interne.
Ce point disperse le méridien Gros Intestin au printemps et le tonifie en été.
En toutes saisons, il peut agir sur les cas suivants :
Gargouillements intestinaux (+).
Gaz (+).

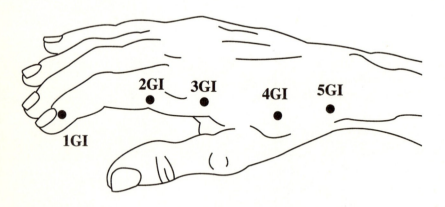

4GI : *Point Source*
Situé dans l'angle que forment les deux premiers métacarpiens, avant et contre la base du deuxième métacarpien.
Constipation atonique (+).
Diarrhée banale (+).
Évanouissement (+).
Constipation spasmodique (petites selles, sèches et étranglées) (-).
Diarrhée inflammatoire avec colite (-).
Maux de tête (-).
Précaution : Interdit pendant toute la grossesse.

5GI : Situé dans le creux de la tabatière anatomique.
Ce point disperse le méridien Gros Intestin au printemps.
En toutes saisons, il peut agir sur les cas suivants :
Douleur au pouce (-).
Sécheresse de la peau (-).

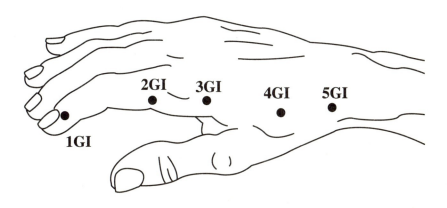

11GI : Situé dans la partie la plus externe du pli de flexion du coude.
Ce point tonifie le méridien Gros Intestin dans sa saison, l'automne, et le disperse en été.
En toutes saisons, il peut agir sur les cas suivants :
Constipation atonique (+).
Peau sèche (+).
Eczéma (+).
Acné (+).

20GI : Situé dans un creux juste sous l'aile du nez.
Pour stimuler les muscles des lèvres (+).
Pour déboucher le nez (-).

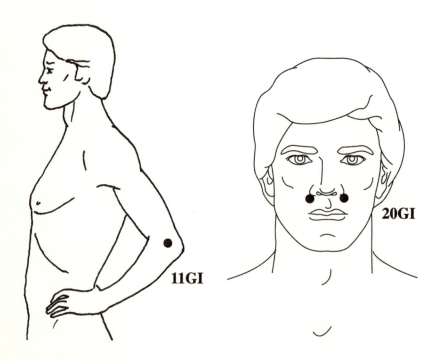

MP Estomac

Polarité :	Yang.
Méridien couplé :	MP Rate.
Élément :	Terre.
Saison :	Fin d'été.
Couleur :	Jaune.
Situation :	Centre.
Tissu organique :	Lymphe.
Fonction organique :	Nourrir et digérer.
Énergie psychique :	Équilibre, stabilité, digestion des aliments et des soucis, "être bien dans son assiette".
Magnitude énergétique :	Entre 7 et 9 h 00 du matin.

Physiologie de l'estomac

Le rôle de la digestion consiste à scinder les macro-aliments que nous prodigue la Terre en micro-aliments nécessaires à l'alimentation de nos cellules.

Il y a en fait deux phases digestives. La première est en rapport avec le MP Estomac et consiste à choisir par la vue et l'olfaction l'aliment souhaitable, puis il sera mastiqué, insalivé, dégluti et expédié dans l'estomac où le bol alimentaire subira les effets de l'acide chloridrique et de la pepsine, deux substances élaborées par les cellules de l'estomac, sous la commande de l'hormone gastrine qui règle le débit des sucs gastriques suivant les besoins.

L'estomac est doté de muscles lisses permettant à cette poche de brasser le bol alimentaire pour l'imprégner parfaitement des sucs gastriques, puis de chasser ce bol alimentaire dans l'intestin grêle dès que cette première phase digestive est finalisée.

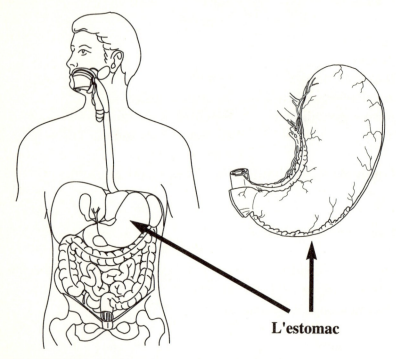

L'estomac

Physiologie énergétique du MP Estomac

Nous avons donc vu que la première phase digestive correspond au MP Estomac. Observez le trajet de ce dernier à la page 72. Vous remarquerez qu'il commence sous les yeux, descend de chaque côté des ailes du nez, puis au niveau des glandes salivaires. Ce méridien suit en fait exactement le début du processus de la digestion, à savoir que l'on regarde ce que l'on mange, on le hume, on l'insalive, on le mastique puis on le déglutit. Or, le septième point du méridien agit sur le muscle masseter, le muscle de la mastication. En dispersant ce point, on peut dissiper une crampe à ce niveau (phénomène d'excès de yang), alors qu'en le tonifiant, on peut redonner du tonus au visage. Au niveau de la gorge, nous retrouvons les 9E et 10E qui agissent sur la gorge et la déglutition. Et ce n'est pas un hasard s'il existe un point du MP Estomac sur le mamelon qui permet au nouveau-né de remplir son estomac en pratiquant la presso-suco-puncture dès sa venue au monde (17E). Le MP Estomac continue sa trajectoire en passant par le ventre, les cuisses, la face externe des jambes, puis le centre du cou-de-pied, entre les deux tendons, là où passe justement tout l'équilibre de notre corps. Or, n'oublions pas que l'estomac est chargé d'élaborer entre autres l'énergie de l'équilibre, aussi bien au sens propre qu'au sens figuré (voir Loi des 5 éléments). Inutile de dire que ce point est dynamisé pendant la marche, que celle-ci permet une bonne digestion après un repas, qu'une marche ouvre l'appétit (l'estomac dans les talons) et qu'elle aide à retrouver notre équilibre intérieur.

Nous retrouvons donc sur ce méridien des points à action physiologique agissant sur la première phase digestive, les dents, les muscles de la mâchoire, de l'estomac, mais aussi sur l'équilibre tant physique que psychique. C'est ainsi que pour "être bien dans son assiette", il est important d'avoir un bon équilibre énergétique sur notre MP Estomac qui permet de bien digérer, aussi bien ce que l'on mange que ce que l'on apprend.

Trajet du MP Estomac

Le méridien Estomac commence sous l'oeil et se termine à l'angle unguéal du deuxième orteil, du côté du troisième.

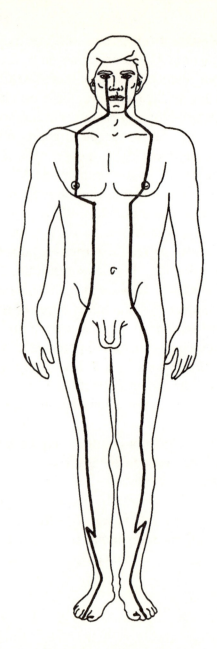

MÉRIDIENS PRINCIPAUX

Douleurs sur le trajet du MP Estomac

Ne soyons pas étonnés qu'une névralgie faciale soit en rapport avec le MP Estomac ainsi que certaines douleurs dentaires, maux de gorge, douleurs aux seins, au ventre, à la face externe de la cuisse et du genou, le long du côté externe du tibia, le cou-de-pied, les deuxième et troisième orteils expliquant les fréquentes déformations sur ceux-ci chez les personnes souffrant de troubles de l'estomac.

Que faire s'il y a douleur sur le trajet du MP Estomac

Tonifier le point Ting des 2 côtés :	45E +
Tonifier le point de Tonification du côté de la douleur :	41E +
Disperser les points encadrant la douleur :	-
Tonifier le point de Rencontre des 2 côtés :	2E +

Manifestations d'excès énergétique du MP Estomac

Brûlures et crampes d'estomac, rapidité à manger, acidité dans l'estomac, gastrite, caractère impatient avec tendance à la précipitation.

Comment disperser le MP Estomac en cas d'excès

Au printemps :	41E -	En automne :	44E -
En été :	36E -	En hiver :	43E -
En fin d'été :	45E -		

Manifestations d'insuffisance énergétique du MP

Digestion lente, paresse de l'estomac, tendance à se faire du souci pour rien, anorexie, céphalée au-dessus des sourcils.

Comment tonifier le MP Estomac en cas d'insuffisance

Au printemps :	44E +	En automne :	36E +
En été :	43E +	En hiver :	45E +
En fin d'été :	41E +		

Points les plus importants sur le MP Estomac

1E : Situé dans un creux sous l'oeil, en plein centre.
Clignements de la paupière (-).
Vue embrumée (-).

2E : Situé dans un creux, juste sous le 1E.
Pour décongestionner les paupières en cas d'enflure (-).

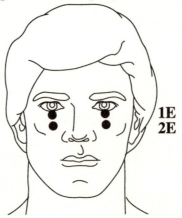

3E : Situé dans le creux qui se trouve à 2 travers de doigts de chaque côté des ailes du nez.
Sinusite maxillaire (-).
Yeux rouges chez la personne myope (-).
Troubles de l'olfaction (+).

7E : Situé en avant de l'oreille, dans un creux qui se ferme en ouvrant la bouche.
Pour fortifier les muscles du visage (+).
Pour calmer une contracture des muscles de la mâchoire (-).
Pour agir sur l'acné (-).
Salive coulante (+).

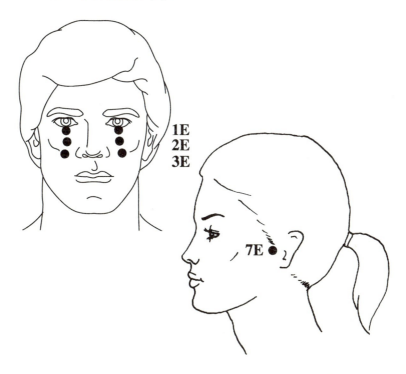

25E : *Point Mo du Gros Intestin*
Situé à 3 travers de doigts en dehors de l'ombilic.
Gaz (+).
Constipation atonique (+).
Diarrhée (+).
Constipation spasmodique (-).
Colite (-).

30E : *Point-Maître de la Nutrition*
Réservoir d'énergie.
Situé au-dessus du pubis, à 3 travers de doigts de la ligne médiane.
Distribution de l'énergie des 3 foyers aux 12 MP (-).
Stérilité (+).
Impuissance (+).
Troubles des règles (-).
Algie testiculaire (-).
Érections insuffisantes (+).
Pour favoriser l'accouchement et la venue du placenta (-).

MÉRIDIENS PRINCIPAUX

32E : *Point-Maître des Veines*
Situé au milieu de la face antéro-externe de la cuisse.
Jambes lourdes (-).
Varices (-).
Pour activer la circulation dans les jambes et les réchauffer (-).
Fourmillements dans les jambes (-).

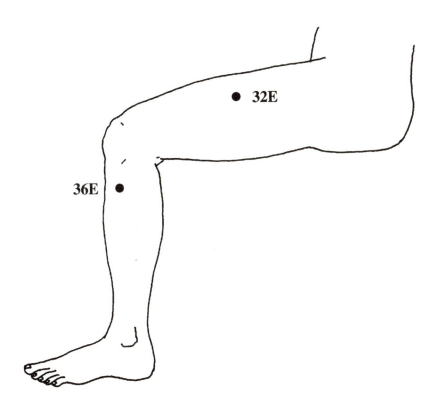

36E : Situé à 4 travers de doigts sous le genou, entre le jambier antérieur et l'extenseur commun.
POINT LE PLUS IMPORTANT DE TOUS LES POINTS
Tonifie le MP Estomac en automne et le disperse en hiver. En toutes saisons, il peut agir sur les cas suivants :
Pour tonifier l'ensemble de l'organisme et augmenter la tension artérielle (+ le matin, sauf en été).
Pour stimuler la digestion (+).
Pour redonner du tonus (+, de préférence le matin).
Pour redonner de l'équilibre (+).
Pour calmer le mal de mer (+).
Pour calmer la nervosité (-).
Pour calmer les brûlures et les crampes d'estomac (-) associé aux 45E (-) et 12VC (-).

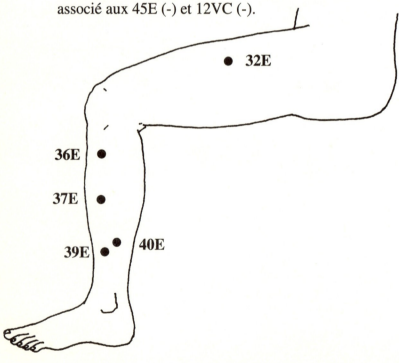

MÉRIDIENS PRINCIPAUX

37E : Situé un peu au-dessus du centre de la jambe, à 4 travers de doigts sous le 36E.
Diarrhée (+).

39E : Situé à 7 travers de doigts au-dessus de la malléole externe.
Peau sèche (+).
Cheveux secs (+).
Lèvres sèches (+).
Cors (+).
Verrues plantaires (+).
Douleurs aux genoux à la descente des escaliers (-).
Membre fantôme, s'il y a douleur du moignon (+ du côté opposé).

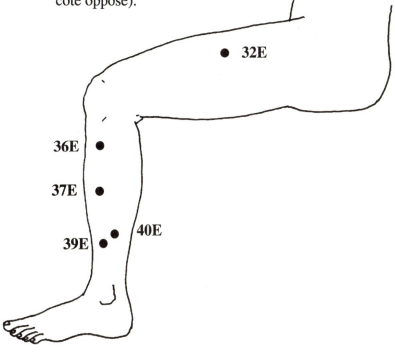

40E : *Point Lo*
Situé presque mi-jambe, à 2 travers de doigts de la crête tibiale, un peu au-dessus du 39E et en dehors, entre les muscles, en avant du péroné.
Surexcitation (-).
Étourdissements (+).
Névralgie faciale (+ du côté opposé).
Congestion du visage et du nez (+).
Douleur perçante dans la poitrine (+).
Précaution : Interdit après le sixième mois de grossesse.

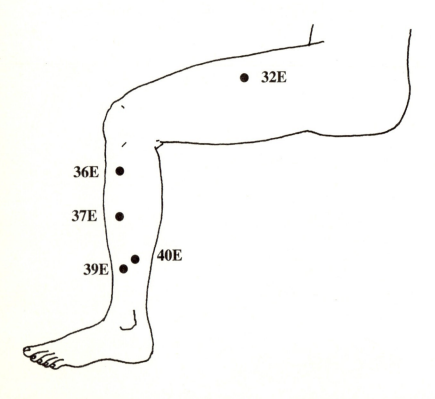

41E : *Point de Tonification, sauf au printemps*
Situé en plein centre du cou-de-pied, dans le creux entre les tendons.
Stimulé pendant la marche.
Favorise la digestion et active l'appétit; voilà pourquoi une bonne marche nous met "l'estomac dans les talons".
Ce point tonifie le méridien Estomac dans sa saison, la fin d'été, et le disperse au printemps.

NOTE : L'action tonifiante du 41E est surtout évidente pendant les intersaisons, plus particulièrement en fin d'été, c'est-à-dire entre le 15 août et le 5 septembre, ainsi que pendant les périodes humides.
En toutes saisons, il peut agir sur les cas suivants :
Pour favoriser l'équilibre (+).
Pour lutter contre l'anorexie (+).
Migraine ophtalmique (+).

42E : *Point Source*
Situé sur la face dorsale du pied, à 3 travers de doigts en avant du 41E.
Frilosité excessive (+).
Troubles dentaires (+).

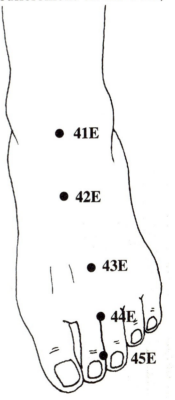

43E : Situé sur le pied, entre les deuxième et troisième métatarsiens.
Ce point tonifie le méridien Estomac en été et le disperse en hiver.
En toutes saisons, il peut agir sur les cas suivants :
Douleur au pied (-).
Frissons (-).
Paludisme (-).
Transpirations nocturnes (-).

44E : Situé entre les deuxième et troisième orteils.
Point spécifique des cauchemars.
Ce point tonifie le méridien Estomac au printemps et le disperse en automne.
En toutes saisons, il peut agir sur les cas suivants :
Cauchemars (-).
Bégaiement (-) associé aux 6MC (-) et 5C (+).

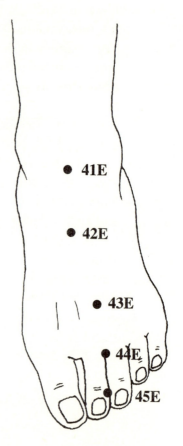

MÉRIDIENS PRINCIPAUX

45E : *Point Ting*
Point de Dispersion
Situé à l'angle unguéal du deuxième orteil, côté du troisième.
Ce point disperse le méridien Estomac dans sa saison, la fin d'été et le tonifie en hiver.

NOTE : L'action dispersante du 45E est surtout évidente pendant les intersaisons, plus particulièrement en fin d'été, c'est-à-dire entre le 15 août et le 5 septembre, ainsi que pendant les périodes humides.
En toutes saisons, il peut agir sur les cas suivants :
Pour calmer l'appétit inconsidéré (-) associé au 36E (-).
Pour calmer les brûlures d'estomac (-) associé au 36E (-).
Précaution : Interdit au sixième mois de grossesse.

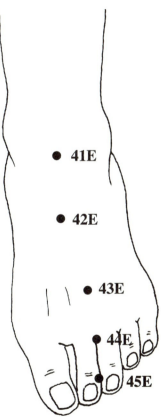

MP Rate

Polarité :	Yin.
Méridien couplé :	MP Estomac.
Élément :	Terre.
Saison :	Fin d'été.
Couleur :	Jaune.
Situation :	Centre.
Tissu organique :	Lymphe.
Fonction organique :	Nourrir et digérer.
Énergie psychique :	Concentration, digestion des aliments et des soucis, esprit de synthèse.
Magnitude énergétique :	Entre 9 et 11 h 00 du matin.

Physiologie de la rate et du pancréas

Ce méridien est en rapport avec l'énergie de la rate et du pancréas. Le méridien de droite serait plus en rapport avec le pancréas et celui de gauche avec la rate.

Qu'est-ce que la rate ?
C'est un organe plein de sang qui fait partie du système lymphatique. La rate fabrique du sang (globules blancs) au besoin. Elle stocke et distribue du sang dans certaines circonstances. Elle débarrasse le sang des globules rouges morts ou malades et des déchets. Cette glande joue un rôle important au niveau sanguin. C'est pourquoi nous trouvons sur ce méridien un point-maître du sang, le 6Rt, qui agit sur la cicatrisation, la circulation et, principalement, sur les règles qu'il

peut régulariser. D'autre part, la rate élabore des anticorps pour neutraliser les éléments dangereux circulant dans la lymphe et le sang.

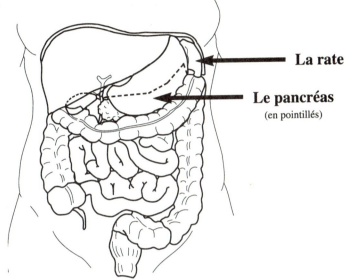

La rate

Le pancréas
(en pointillés)

Qu'est-ce que le pancréas ?
C'est une grosse glande de forme allongée mesurant environ 15 centimètres de long. Comme la rate, il se situe au centre du corps, près de l'estomac. C'est une glande endocrine (dans le sang) qui produit l'insuline et le glucagon pour régler le taux de glucose dans le sang et à le stocker dans le foie diminuant ainsi le taux de sucre dans le sang. Le glucagon stimule la restitution du glucose dans le sang en cas de besoin. Mais le pancréas joue également le rôle de glande exocrine, c'est-à-dire en dehors du sang, en intervenant grandement dans le processus digestif, au niveau intestinal. Le pancréas peut sécréter environ de 1,5 à 2,5 litres de suc pancréatique par jour dans l'intestin grêle, complétant ainsi la phase digestive commencée dans l'estomac. Le méridien Rate joue donc également un rôle dans la digestion.

Physiologie énergétique du MP Rate

Nous avons vu que la rate faisait partie du système lymphatique et qu'elle était couplée avec le MP Estomac dans l'élément Terre situé au centre, ce qui favorise la vitesse des déplacements au nord, au sud, à l'est et à l'ouest. Aussi ne soyons pas étonnés d'apprendre qu'un individu en insuffisance énergétique Rate sera lymphatique, qu'il ne se "foule pas la rate" et qu'il rate de nombreuses opportunités. De toute évidence, les ratés sont des individus en insuffisance énergétique Rate. Ceux, qui au contraire sont en excès énergétique, risquent de trop en faire, d'être toujours préoccupés et de ne jamais tenir en place.

Voilà donc l'intérêt d'être bien équilibré, ce qui permet de bien se concentrer, de disposer de réflexes rapides et efficaces et d'avoir l'esprit de synthèse.

Trajet du MP Rate

Le MP Rate commence à l'angle unguéal interne du gros orteil et se termine sur le côté du thorax dans le sixième espace intercostal, c'est-à-dire au centre.

Douleurs sur le trajet du MP Rate

Douleurs du gros orteil, oignon, face interne de la jambe, bord postérieur du tibia, genou interne, face interne de la cuisse, aine, abdomen et thorax.

MÉRIDIENS PRINCIPAUX

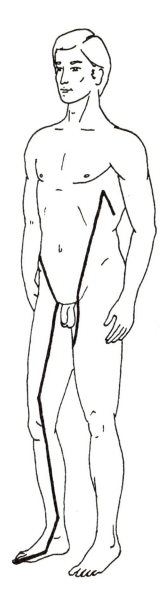

Le trajet du MP Rate

Que faire s'il y a douleur sur le trajet du MP Rate

Tonifier le point Ting des 2 côtés :	1Rt +
Tonifier le point de Tonification du côté de la douleur :	2Rt +
Disperser les points encadrant la douleur :	-
Tonifier le point de Rencontre :	3VC +

Manifestations d'excès énergétique du MP Rate

Bouffées de chaleur, règles insuffisantes, tendance à faire de l'obsession.

Comment disperser le MP Rate en cas d'excès

Au printemps :	2Rt -	En automne :	9Rt -
En été :	3Rt -	En hiver :	1Rt -
En fin d'été :	5Rt -		

Manifestations d'insuffisance énergétique du MP Rate

Asthénie matinale, difficulté à se concentrer, hypoglycémie, règles abondantes ou longues, lymphatisme.

Comment tonifier le MP Rate en cas d'insuffisance

Au printemps :	9Rt +	En automne :	3Rt +
En été :	1Rt +	En hiver :	5Rt +
En fin d'été :	2Rt +		

MÉRIDIENS PRINCIPAUX

Points les plus importants du MP Rate

1Rt :   *Point Ting*
Situé à l'angle unguéal interne du gros orteil.
Ce point disperse le méridien Rate en hiver et le tonifie en été.
En toutes saisons, il peut agir sur les cas suivants :
Pour activer la circulation lymphatique (+).
Pour favoriser la régularité des règles (+).
Pour lutter contre les hémorroïdes (+) en association avec les 57V, 1VG et 28V (-).

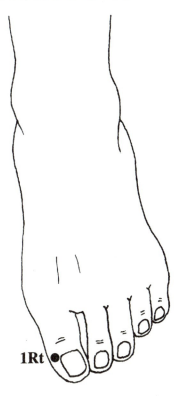

2Rt : Situé au bord interne du pied, juste avant la bosse articulaire du gros orteil.
Ce point tonifie le méridien Rate dans sa saison, la fin d'été, et le disperse au printemps.

NOTE : L'action tonifiante du 2Rt est surtout évidente pendant les intersaisons, plus particulièrement en fin d'été, c'est-à-dire entre le 15 août et le 5 septembre, ainsi que pendant les périodes humides.
En toutes saisons, il peut agir sur les cas suivants :
Pour favoriser la concentration et aider les jeunes à mieux résoudre leurs problèmes en mathématiques (+ en dehors du printemps).
Pour activer la croissance (+).
Pour lutter contre la fatigue matinale (+).
Abcès (+).
Précaution : L'éviter au premier mois de grossesse.

3Rt : *Point Source*
Situé derrière l'articulation métatarso-phalangienne.
Ce point tonifie le méridien Rate en automne et le disperse en été.
En toutes saisons, il peut agir sur les cas suivants :
Douleur au gros orteil (-).
Crampes musculaires (-).
Douleurs articulaires provoquées par l'humidité (-).

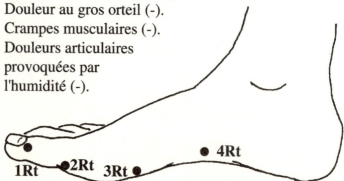

4Rt : *Point Clé du MV Tchrong Mo* (spécifique aux troubles hormonaux, particulièrement ovariens et thyroïdiens). Situé au centre du bord interne du pied, à la limite de la peau dorsale et de la peau plantaire du pied.
Aménorrhée (-).
Règles insuffisantes (-).
Diarrhée (+).
Aérogastrie avec somnolence après les repas (-).
Algies testiculaires (-).
Palpitations cardiaques (-) en association avec 6MC (-).

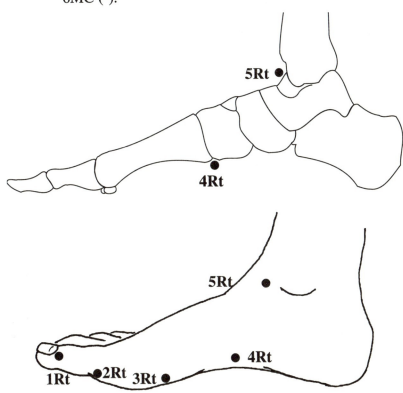

5Rt : *Point-Maître des Veines*

Situé en avant de la malléole interne, sur le cou-de-pied, à l'intérieur du tendon du jambier antérieur, dans le creux qui se forme lorsque le pied est porté vers l'intérieur.

Ce point disperse le méridien Rate dans sa saison, la fin d'été, et le tonifie en hiver.

NOTE : L'action dispersante du 5Rt est surtout évidente pendant les intersaisons, plus particulièrement en fin d'été, c'est-à-dire entre le 15 août et le 5 septembre, ainsi que pendant les périodes humides.

En toutes saisons, il peut agir sur les cas suivants :

Jambes lourdes (-).

Varices (-).

Lenteur circulatoire (-).

Hémorroïdes (-).

Douleurs articulaires sans enflure (-).

<Avec enflure, faire le 5TR.>

Douleur au gros orteil (-).

Obsession (-).

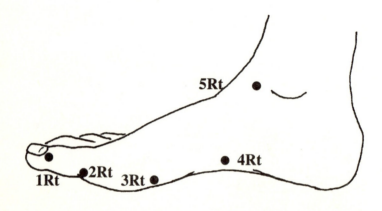

MÉRIDIENS PRINCIPAUX

6Rt : *Point-Maître du Sang*
Situé sur la face interne de la jambe, à 4 travers de doigts au-dessus de la malléole interne, dans un creux derrière le tibia.
Pour redonner du tonus général et sexuel (+).
Pour aider la cicatrisation (+).
Pour diminuer les règles exagérées (+).
Pour augmenter les règles insuffisantes (-).
Pour calmer les jambes lourdes (-).
Pour favoriser la circulation (-).

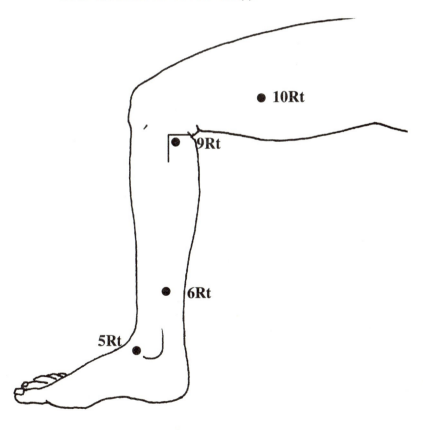

9Rt : *Point-Maître des Muscles Lisses et des Organes Génitaux*

Situé sous le genou interne, contre l'angle osseux tibia-genou.

Ce point tonifie le méridien Rate au printemps et le disperse en automne.

En toutes saisons, il peut agir sur les cas suivants :

Pour calmer les spasmes (-).

Pour calmer les douleurs au ventre, en particulier celles de l'utérus (-).

Précaution : Ne pas le stimuler après le cinquième mois de grossesse.

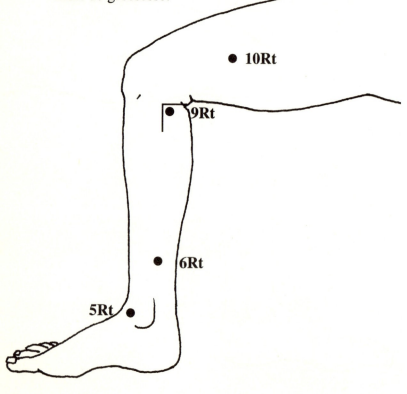

MÉRIDIENS PRINCIPAUX

10Rt : *Point-Maître du Sang*
Situé sur le dessus de la cuisse, un peu du côté interne, à 4 travers de doigts au-dessus du genou, dans un creux.
Associé au 6Rt, il agit sur les règles et le syndrome prémenstruel.
Règles trop abondantes et caillots (+).
Absence de règles ou règles insuffisantes (-).
Pour faire baisser la température en cas de fièvre (-).

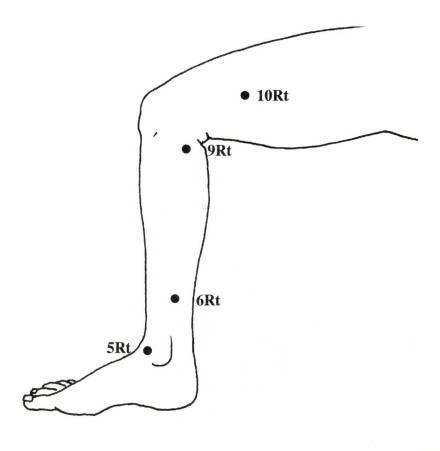

21Rt : *Point de Sortie du méridien* qui donnera suite au MP Cœur
Situé sur le côté du thorax, dans le sixième espace intercostal, c'est-à-dire au centre.
Le disperser s'il est douloureux (-).
Dyspnée respiratoire (-). Il y aura libération de la tension à ce niveau et facilitation de la circulation.
Douleur au cœur (-).

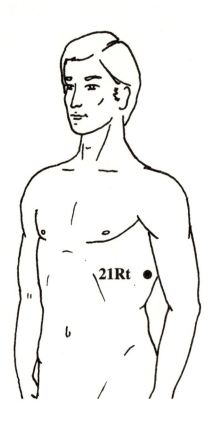

MP Cœur

Polarité :	Yin.
Méridien couplé :	MP Intestin Grêle.
Élément :	Feu.
Saison :	Été.
Couleur :	Rouge.
Situation :	Sud.
Tissu organique :	Artères.
Fonction organique :	Circulation sanguine.
Énergie psychique :	Amour, joie, générosité, neurasthénie.
Magnitude énergétique :	Entre 11 et 13 h 00.

Physiologie du cœur

Le cœur propulse le sang dans le système circulatoire et, plus particulièrement, le système artériel. Le rôle fondamental de la circulation artérielle est de transporter l'oxygène en provenance des poumons et les micro-aliments en provenance de l'intestin grêle.

Rappelons-nous que les cellules de l'intestin grêle ont pour rôle essentiel l'assimilation, c'est-à-dire de laisser passer à travers sa paroi les micro-aliments pour être pris en charge par la circulation artérielle, qui distribuera ces nutriments à toutes nos cellules en laissant passer ceux-ci à travers leur paroi, le long de ses vaisseaux artériels qui, sachez-le, se ramifient de plus en plus pour se terminer par une micro-circulation extrêmement vitale. N'oublions jamais, que si celle-ci venait à faire défaut au niveau cérébral, il s'en suivrait une lésion avec des conséquences graves telle l'hémiplégie.

Le système cardio-respiratoire

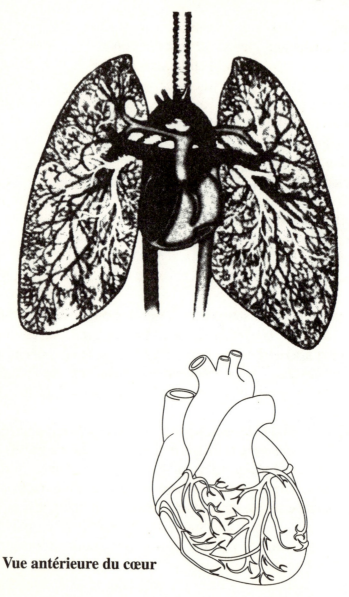

Vue antérieure du cœur

Physiologie énergétique du MP Cœur

Ce méridien s'implique non seulement au niveau des fonctions cardio-circulatoires mais il est également synonyme d'Amour et de générosité. Une fois de plus, grâce à cette merveilleuse science, pouvons-nous comprendre le sens et le lien entre l'expression populaire et la physiologie énergétique de l'organe dont il est question.

Dans les textes chinois millénaires, le cœur, situé dans la Loi des 5 éléments au niveau du Feu, représentait l'Empereur. Or, à cette époque, l'Empereur était considéré comme le représentant de Dieu sur la Terre, celui qui peut donner la vie ou la reprendre. Le cœur également apporte ou retire la vie. La vie et le décès sont annoncés par l'écoute des battements du cœur. Or, qu'y a-t'il de plus merveilleux que la vie ? Nous devons la vénérer, la respecter. L'amour de la vie, c'est aussi l'amour de la création, des créateurs et des créatures. C'est la joie de vivre, le rire, la parole...

Dès lors, on comprend que l'on puisse trouver sur ce méridien des points pour réconforter les déprimés : le 3C appelé point de la joie de vivre, le 7C qui peut calmer tout aussi bien l'agitation mentale que l'hypertension artérielle, le 8C appelé le point de la générosité qui est situé au creux de la main (avoir le cœur sur la main). Quant au 9C situé au petit doigt, il permet de retrouver la parole dans les cas où celle-ci aurait fait défaut brusquement suite à un choc psycho-affectif important.

Trajet du MP Cœur

Le MP Cœur commence sous l'aisselle et se termine à l'angle unguéal de l'auriculaire, du côté de l'annulaire.

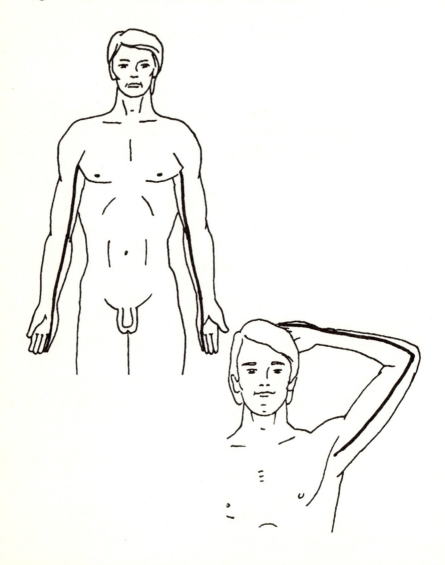

MÉRIDIENS PRINCIPAUX

Douleurs sur le trajet du MP Cœur

Douleur ou enflure au creux de l'aisselle, à la face antéro-interne du bras, du coude (épitrochléite), à la face antéro-interne de l'avant-bras, le bord cubital du poignet, la face palmaire de la main (éminence hypothénar) et à l'auriculaire.

Que faire s'il y a douleur sur le trajet du MP Cœur

Tonifier le point Ting des 2 côtés :	9C +
Tonifier le point Source du côté de la douleur :	7C +
	sauf en été
Disperser les points encadrant la douleur :	-
Tonifier le point de Rencontre des 2 côtés :	22VB +

Manifestations d'excès énergétique du MP Cœur

Hypertension (surtout la minima), visage congestionné et rouge, état de "Jean qui pleure, Jean qui rit".

Comment disperser le MP Cœur

Au printemps :	8C -	En automne :	3C -
En été :	7C -	En hiver :	9C -
En fin d'été :	4C -		

Manifestations d'insuffisance énergétique du MP Cœur

Hypotension, pâleur, dépression, essoufflement au moindre effort.

Comment tonifier le MP Cœur

Au printemps :	3C +	En automne :	7C +
En été :	9C +	En hiver :	4C +
En fin d'été :	8C +		

Points les plus importants du MP Cœur

3C : *Point de la Joie de Vivre*
Situé sur le pli de flexion interne du coude, au niveau de l'articulation des deux os.
Ce point tonifie le méridien Cœur au printemps et le disperse en automne.
En toutes saisons, il peut agir sur les cas suivants :
Dépression après un choc psycho-affectif (-).
Neurasthénie (-).

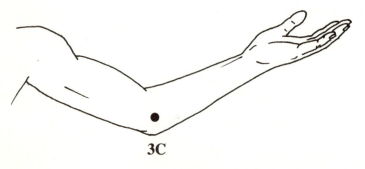

3C

4C : Situé sur le bord interne du poignet, dans la gouttière cubitale, juste avant le petit os (styloïde).
Ce point tonifie le méridien Cœur en hiver et le disperse en fin d'été.
En toutes saisons, il peut agir sur les cas suivants :
Pour favoriser la circulation artérielle (+).
Pour réchauffer le corps (+).
Perte de la parole suite à un choc psycho-affectif (+).

5C : *Point Lo*
Situé sur le bord interne du poignet, dans la gouttière cubitale, en face du petit os (styloïde).
Douleurs près du cœur (+).
Palpitations (+).
Hypotension (+).
Trac (+).
Angoisses (+).
Timidité (+).
Anxiété (+).

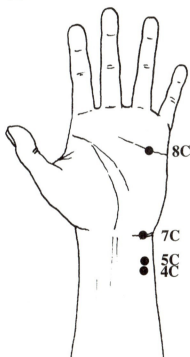

7C : *Point Source*

Situé sur le pli du poignet en dehors du pisiforme (petit os).

Ce point disperse le méridien Cœur dans sa saison, l'été, et le tonifie en automne.

En toutes saisons, sauf l'automne, il peut agir sur les cas suivants :

Hypertension, surtout la minima (-).
Tachycardie (-).
Hystérie (-).
Nervosité (-).
Visage congestionné (-).
Insomnie par nervosité (-).

8C : *Point Saisonnier du Cœur en été*

Situé dans la paume de la main, sur la ligne de cœur, entre le quatrième et le cinquième métatarsien.

Favorise la générosité, autrement dit, "avoir le cœur sur la main".

Ce point tonifie le méridien Cœur en fin d'été et le disperse au printemps.

Neurasthénie (+ en été).
Lassitude (+ en été).
Hypertension (- au printemps).

9C : *Point Ting*
Situé à l'angle unguéal de l'auriculaire, côté annulaire.
Ce point tonifie le méridien Cœur dans sa saison, l'été, et le disperse en hiver.
En toutes saisons, il peut agir sur les cas suivants :
Pour stimuler le tonus cardiaque (+).
Pour augmenter la pression sanguine (+).
Pour permettre de lutter contre l'état dépressif (+).
Pour calmer les douleurs angineuses (+).
Pour réanimer une personne évanouie dans le cas d'une syncope (+).
Pour retrouver la parole en cas de prostration (-).

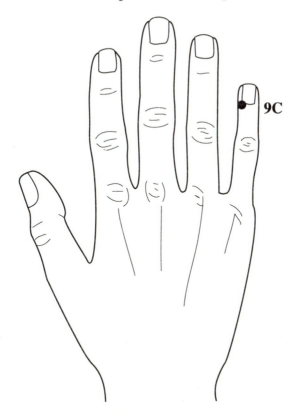

MP Intestin Grêle

Polarité :	Yang.
Méridien couplé :	MP Cœur.
Élément :	Feu.
Saison :	Été.
Couleur :	Rouge.
Situation :	Sud.
Tissu organique :	Artères.
Fonction organique :	Digestion, assimilation.
Énergie psychique :	Force, fatigue, brillance de l'esprit, neurasthénie.
Magnitude énergétique :	Entre 13 et 15 h 00.

Physiologie de l'intestin grêle

La deuxième phase digestive se passe dans l'intestin grêle, correspondant au MP Intestin Grêle. L'intestin grêle est un long tuyau d'environ 6,4 mètres de long dans lequel la digestion se poursuit lentement et dont le but final est de faire passer les aliments réduits en toutes petites molécules à travers les parois des villosités intestinales. C'est le phénomène dit d'assimilation.

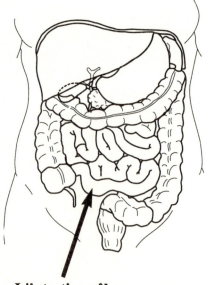

L'intestin grêle

Physiologie énergétique du MP Intestin Grêle

Ce n'est pas par hasard qu'il est dit dans les textes anciens qu'il appartient à l'Intestin Grêle de trier le pur de l'impur. Car, ne l'oublions pas, les cellules de l'intestin grêle doivent être suffisamment intelligentes pour laisser passer à travers ses parois les nutriments favorables à la vie de nos cellules et barrer l'entrée aux substances nuisibles et indésirables. On peut donc dire que l'Empereur Cœur est associé à l'intelligence Intestin Grêle et ce n'est pas pour rien que le 3IG qui tonifie le MP Intestin Grêle est aussi le point Clé du Vaisseau Gouverneur qui passe sur l'ensemble du système nerveux central, c'est-à-dire sur toute la colonne vertébrale et la tête.

Trajet du MP Intestin Grêle

Le MP Intestin Grêle commence à l'angle unguéal de l'auriculaire, suit le bord cubital de la main, de l'avant-bras et du bras, puis passe sur l'omoplate et le cou pour se terminer dans un creux contre le tragus de l'oreille.

Douleurs sur le trajet du MP Intestin Grêle

Auriculaire, bord cubital de la main et du poignet (le cubitus est l'os de l'avant-bras, côté auriculaire alors que le radius se trouve du côté du pouce), bras, épaule, nuque, joue, oreille.

L'ÉNERGIE QUI GUÉRIT

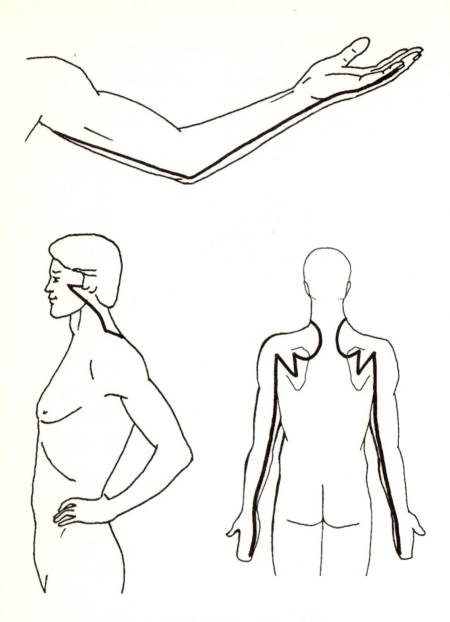

Le trajet du MP Intestin Grêle

Que faire s'il y a douleur sur le trajet du MP Intestin Grêle

Tonifier le point Ting des 2 côtés :	1IG +
Tonifier le point de Tonification du côté de la douleur :	4IG +
en été, remplacer par le 3IG	
Disperser les points encadrant la douleur :	-
Tonifier le point de Rencontre des 2 côtés :	13VB +

Manifestations d'excès énergétique du MP Intestin Grêle

Colique, rires forts, extravagance.

Comment disperser le MP Intestin Grêle

Au printemps :	4IG -	En automne :	2IG -
En été :	8IG -	En hiver :	3IG -
En fin d'été :	1IG -		

Manifestations d'insuffisance énergétique du MP Intestin Grêle

Récupération difficile après un effort, selles graisseuses et luisantes, défaut d'assimilation.

Comment tonifier le MP Intestin Grêle

Au printemps :	2IG +	En automne :	8IG +
En été :	3IG +	En hiver :	1IG +
En fin d'été :	5IG +		

Points les plus importants du MP Intestin Grêle

1IG : *Point Ting*
Situé à l'angle unguéal de l'auriculaire, côté du bord cubital de la main.
Ce point tonifie le méridien Intestin Grêle en hiver et le disperse en fin d'été.
En toutes saisons, il peut agir sur les cas suivants :
En tonification (+), ce point diminue les sécrétions et, en dispersion (-), il les augmente (transpiration, règles, lactation, séborrhée).
Transpiration excessive (+).
Bouffées de chaleur (-).

2IG : Situé sur le bord cubital de la main, juste avant l'articulation.
Ce point tonifie le méridien Intestin Grêle au printemps et le disperse en automne.
En toutes saisons, il peut agir sur les cas suivants :
Saignements de nez (-).
Maux de gorge (-).
Bourdonnements d'oreille (-).
Torticolis (-).

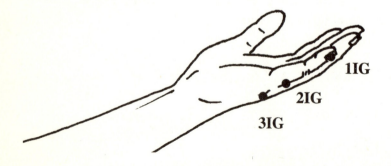

3IG : *Point Clé du MV Gouverneur* qui passe sur la colonne vertébrale.
Situé juste après l'articulation métacarpo-phalangienne, en face du pli de flexion de la main.
Ce point tonifie le méridien Intestin Grêle dans sa saison, l'été, et le disperse en hiver.
En toutes saisons, il peut agir sur les cas suivants :
Mal de dos sur la colonne vertébrale (-).
Torticolis (-).
Raideurs de la nuque (-).
Pour récupérer après un effort (+).
Pour agir sur les affections oculaires et les troubles de l'oreille (+) associé aux 5TR (-) et 41VB (-).

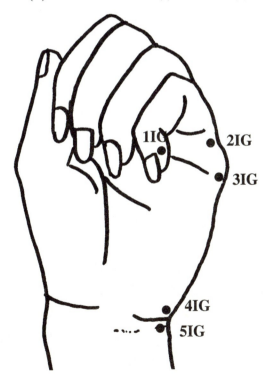

4IG : *Point Source*

Situé sur le bord cubital de la main, dans un petit creux juste avant l'articulation du poignet.

Très utile pour remplacer le 3IG en hiver et au printemps.

Pour lutter contre l'asthénie et le manque de dynamisme (+).

Raideurs ou arthrite des doigts et du poignet (-).

Céphalée (-).

Bourdonnements d'oreille.

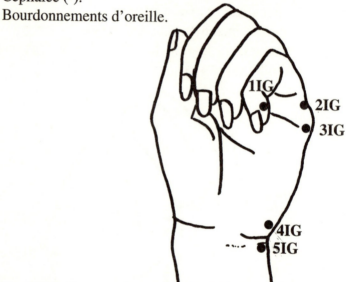

5IG : Situé dans le creux juste sous le 4IG, de l'autre côté de l'articulation.

Ce point tonifie le méridien Intestin Grêle en fin d'été et le disperse au printemps.

En toutes saisons, il peut agir sur les cas suivants :

Pour stimuler la circulation artérielle (+).

Pour aider les personnes maigres à prendre du poids (+).

Bourdonnements d'oreille (-).

MÉRIDIENS PRINCIPAUX

8IG : Situé derrière le coude du côté interne, c'est-à-dire la gouttière épitrochléo-olécranienne.
Ce point disperse le méridien Intestin Grêle dans sa saison, l'été, et le tonifie en automne.
Douleur à l'épaule, à l'omoplate, au bras et, éventuellement, irradiation jusqu'à l'auriculaire.

18IG : Situé au visage sous l'os malaire.
Pour stimuler les muscles de la joue (+).

19IG : Situé dans un creux contre le tragus de l'oreille.
Agit favorablement sur les affections de l'ouïe.
Surdité soudaine (+).
Bourdonnements (-).
Otites (-).

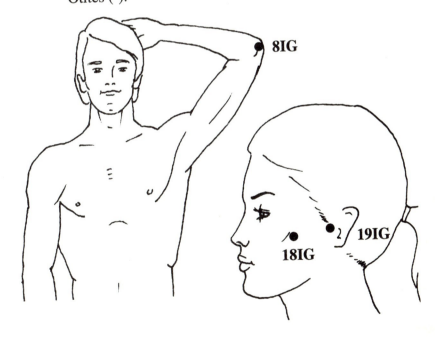

MP Vessie

Polarité :	Yang.
Méridien couplé :	MP Reins.
Élément :	Eau.
Saison :	Hiver.
Couleur :	Noir.
Situation :	Nord.
Tissu organique :	Os et dents.
Fonction organique :	Élimination, nettoyage.
Énergie psychique :	Courage, caractère, autorité.
Magnitude énergétique :	Entre 15 et 17 h 00.

Physiologie de la vessie

La vessie est une citerne en forme d'entonnoir. De nombreuses couches musculaires forment sa paroi et lui confèrent la possibilité de s'étirer pour recevoir l'urine en provenance des reins, puis de se contracter pendant la miction.

La vessie peut contenir plus d'un demi-litre d'urine. L'urine est amenée à la vessie par les deux uretères en provenance des reins, des valves à sens unique empêchent le reflux dans les reins. De la partie la plus basse, part l'urètre qui mesure environ 20 centimètres chez un homme adulte. Il est beaucoup plus court chez la femme d'où une plus grande fréquence des insuffisances de la vessie chez elle.

Chez l'homme, la prostate se situe à la base de la vessie et entoure la première partie de l'urètre.

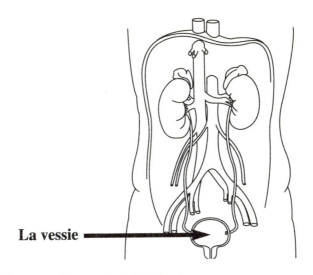

La vessie

Physiologie énergétique du MP Vessie

Voici le plus grand méridien de l'organisme. Il est aussi le plus yang et, par là-même, le plus sollicité car il est en rapport avec les troubles les plus fréquents, c'est-à-dire maux de dos, céphalée, nervosité, crampes du mollet, hémorroïdes, mycoses, parasitose, troubles du nez, des glandes lacrymales et génito-urinaires. Avec son méridien couplé, le MP Reins et les glandes surrénales, ils gèrent l'énergie du courage.

Nous savons que parmi les hormones élaborées par les surrénales, l'adrénaline va augmenter notre force et notre courage face aux dangers. En cas d'insuffisance énergétique à ce niveau, le sujet manquera de courage et aura de la difficulté à prendre des décisions, alors qu'un individu doté d'une énergie en excès prendra des décisions hâtives, éventuellement des risques inutiles, ne manquera pas de courage et saura faire preuve d'autorité, peut-être trop !

Trajet du MP Vessie

Le MP Vessie commence à l'angle interne de l'oeil, monte sur le crâne de chaque côté de la ligne médiane, à 1 travers de doigt de celle-ci, descend la nuque, le cou, dans le dos, derrière la fesse, la cuisse, la jambe, le bord externe du pied et se termine à l'angle unguéal du petit orteil, du côté externe.

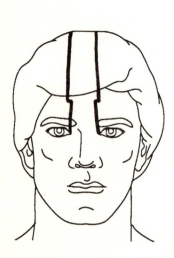

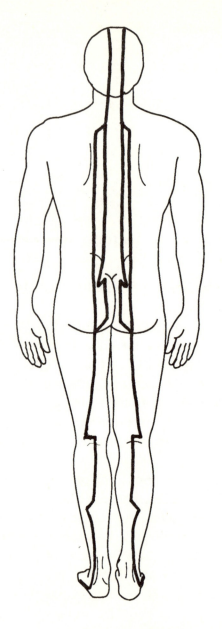

MÉRIDIENS PRINCIPAUX

Douleurs sur le trajet du MP Vessie

Picotements ou douleurs à l'angle interne de l'œil, céphalée, maux de dos, arthrose cervicale, dorsalgie, lombalgie-sciatique, crampes du mollet, du bord externe du pied, du tendon d'Achille, du talon et du cinquième orteil.

Que faire s'il y a douleur sur le trajet du MP Vessie

Tonifier le point Ting des 2 côtés :	67V +
Tonifier le point Source du côté de la douleur :	64V +
Disperser les points encadrant la douleur :	-
Tonifier le point de Rencontre des 2 côtés :	2E +

Manifestations d'excès énergétique du MP Vessie

Cystite, inflammation de la vessie, urétrite, prostatite.

Comment disperser le MP Vessie en cas d'excès

Au printemps :	60V -	En automne :	66V -
En été :	54V -	En hiver :	65V -
En fin d'été :	67V -		

Manifestations d'insuffisance énergétique du MP Vessie

Mictions urinaires plus de 6 fois par jour, timidité, incontinence urinaire, parasitose.

Comment tonifier le MP Vessie en cas d'insuffisance

Au printemps :	66V +	En automne :	54V +
En été :	65V +	En hiver :	67V +
En fin d'été :	60V +		

Points les plus importants du MP Vessie

1V : Situé à l'angle interne de l'oeil.
Affection oculaire (-).
Conjonctivite (-).
Nez bouché (-) associé aux 63V (-), 10V (-) et 3IG (-).
Céphalée frontale en se penchant vers l'avant (-).

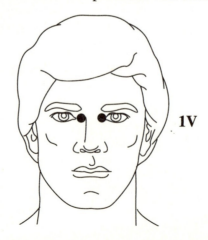

1V

10V : Situé derrière la nuque sous les bosses occipitales.
Agit sur le système nerveux parasympathique.
Transpiration de la paume des mains (-).
Hypersalivation (-).
Vertiges (-).
Cervicalgie (-).
Nez bouché la nuit (-).
Introversion (-).
Énurésie (-).

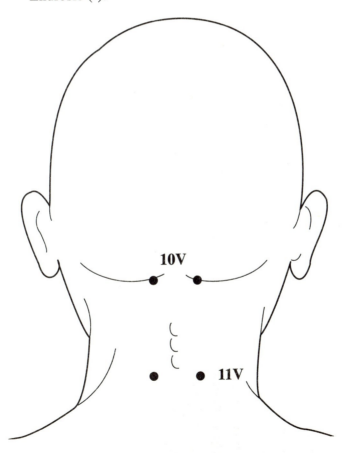

NOTE : Tous les points qui suivent, c'est-à-dire du 11V au 26V, sont situés à 2 travers de doigts de chaque côté de la colonne vertébrale, dans la gouttière musculaire. Ils sont généralement sensibles, ce qui favorise leur localisation.

11V : *Point-Maître des Os*
Situé au niveau de la première vertèbre dorsale.
Aide au rééquilibrage des MV Conception et Gouverneur.

12V : *Point-Maître du Nez*
Situé au niveau des deuxième et troisième vertèbres dorsales.
Éternuements (-).
Rhume des foins (-).
Saignement de nez (-).
Sinusite (-).

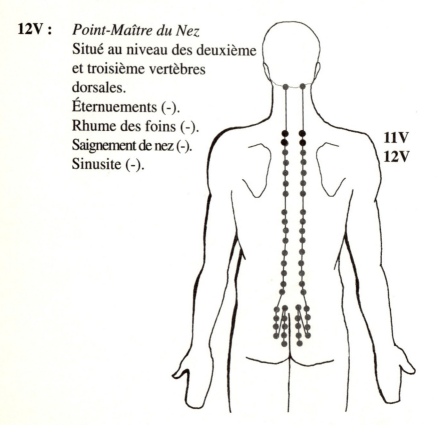

13V : *Point Iu des Poumons*
Situé au niveau des troisième et quatrième vertèbres dorsales.
Pour éviter la grippe (+ dès le premier coup de froid).
Bronchite (-).
Toux sèche (+).
Sinusite (+).

14V : *Point Iu du Maître du Cœur*
Situé au niveau des quatrième et cinquième vertèbres dorsales.
Hypertension (-).
Douleur au cœur (-).

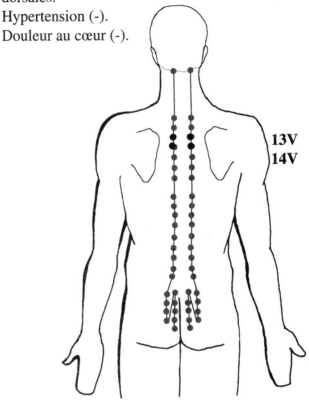

15V : *Point Iu du Cœur*
Situé au niveau des cinquième et sixième vertèbres dorsales.
Douleur nerveuse au cœur (-).
Trac (+).
Anxiété (+).
Angoisse (+).
Palpitations (-).
Personne qui a tendance à parler inutilement (-).

16V : *Point Iu du Vaisseau Gouverneur*
Situé au niveau des sixième et septième vertèbres dorsales.
Paralysie (+).
Fatigue (+).
Colique (-).
Ballonnements (-).

MÉRIDIENS PRINCIPAUX

17V : *Point Iu du Muscle Diaphragme et du Sang*
Situé au niveau des septième et huitième vertèbres dorsales.
Hémorragie (+) associé au 9P (-).
Hoquet (-).

NOTE : Il existe un espace entre le 17V et le 18V. C'est en principe là où se loge la bretelle du soutien-gorge, ceci pouvant servir relativement de repère. La pointe de l'omoplate peut également servir de repère puisque le 17V est un peu au-dessus d'une ligne horizontale qui passe par cette pointe, alors que le 18V se situe à 2 travers de doigts sous cette horizontale, plus exactement au niveau de l'espace intervertébral de la neuvième et dixième vertèbre dorsale.

18V : *Point Iu du Foie*
Situé au niveau des neuvième et dixième vertèbres dorsales.
A une action directe sur le foie, les yeux et les muscles.
Pour favoriser la croissance des enfants (+).

19V : *Point Iu de la Vésicule Biliaire*
Situé au niveau des dixième et onzième vertèbres dorsales.
A une action directe sur la vésicule biliaire, la migraine, l'état nauséeux, la bouche sèche et amère et l'irritabilité.

20V : *Point Iu de la Rate et du Pancréas*
Situé au-dessus des côtes, au niveau des onzième et douzième vertèbres dorsales.
A une action sur le ventre gonflé et douloureux, la diarrhée.
Précaution : À éviter chez le diabétique insulino-dépendant car sa stimulation trop intensive pourrait provoquer le coma.

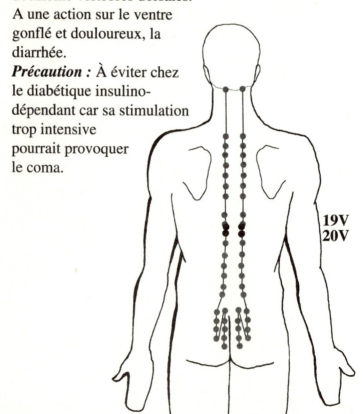

19V
20V

MÉRIDIENS PRINCIPAUX

21V : *Point Iu de l'Estomac*
Situé sous la douzième côte.
Estomac paresseux (+).
Digestion lente (+).
Crampes ou brûlures d'estomac (-).

22V : *Point Iu du Triple Réchauffeur*
Situé au niveau des première et deuxième vertèbres lombaires.
Pour stimuler la digestion (+).
Insomnie associée à des troubles de la sensibilité des membres inférieurs (-).
Énurésie (+) associé au 23V (+).

23V : *Point Iu des Reins*
Situé au niveau des deuxième et troisième vertèbres lombaires.
Très important car il stimule les défenses de l'organisme et donne du courage.
Diurèse exagérée (+).
Diurèse nocturne (+).
Diarrhée matinale (+).
Sexualité défaillante (+).
Manque de courage (+).

24V : *Point Iu de l'Énergie*
Situé au niveau des troisième et quatrième vertèbres lombaires.
Pour augmenter le tonus général et sexuel (+).

25V : *Point Iu du Gros Intestin*
Situé au niveau des quatrième et cinquième vertèbres lombaires.
Diarrhée banale (+).
Constipation atonique (+).
Colite (-).
Constipation spasmodique (-).
Diarrhée inflammatoire (-).

26V : *Point Iu du Vaisseau Conception*
Situé au niveau de l'articulation sacro-iliaque.
A une action sur les règles douloureuses et sur la diarrhée.

27V : *Point Iu de l'Intestin Grêle*
Situé à 2 travers de doigts en dehors du premier trou sacré.
A une action sur les diarrhées, entérites et colites.
Incontinence urinaire (+) associé au 28V (+).

28V : *Point Iu de la Vessie*
Situé à 2 travers de doigts en dehors du deuxième trou sacré.
Urines abondantes (+).
Cystite (-).
Inflammation des organes génitaux (-).
Hémorroïdes (-).
Rétention d'eau (-).
Urines fréquentes mais peu abondantes (-).

31V : Situé dans le premier trou sacré.
Troubles et affections gynécologiques (-).
Bouffées de chaleur (-).
Hémorroïdes (-).
Lumbago (-).
Sciatique (-).
Calme l'inconfort des contractions pendant l'accouchement (-).

32V : Situé dans le deuxième trou sacré.
Complète l'action du 31V.

38V : Situé contre l'omoplate, au niveau du quatrième espace intercostal.
Augmente le nombre de globules rouges (+).
Redonne du tonus (-).
Lutte contre l'anorexie, la neurasthénie, les bronchites chroniques et le vertige (+).

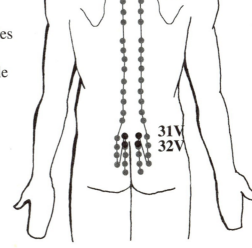

54V : Situé en plein milieu du genou postérieur.
Ce point disperse le méridien Vessie en été et le tonifie en automne.
En toutes saisons, il peut agir sur les cas suivants :
Peau sèche (+).
Cheveux secs (+).
Eczéma (+) associé aux 13V (-) et 60V (-).
Douleurs du dos (-).
Mycoses et candida albicans (-) associé au 67V (+), 5Rt (+) et 3Rt (-).

57V : *Point-Maître des Hémorroïdes*
Situé sous le mollet.
Hémorroïdes (-).
Crampes (-).

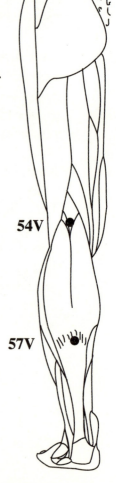

58V : *Point Lo*
Situé dans un petit creux sur la face postéro-externe de la jambe, derrière le péroné, à 5 travers de doigts au-dessus du 60V qui est derrière la malléole externe.
Pour stimuler les muscles de la jambe (+).
Sciatique (-).
Crampes des muscles de la jambe (-).

60V : *Point Sédatif des Douleurs*
Situé derrière la malléole externe.
Ce point tonifie le méridien Vessie en fin d'été et le disperse au printemps.
Le disperser pour toutes douleurs.
Le seul point autorisé à disperser durant les règles (-).

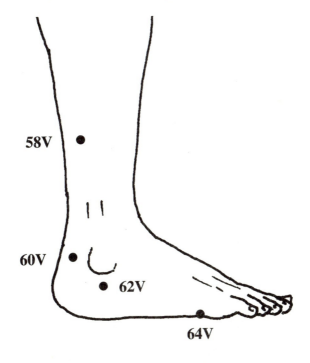

62V : *Grand Point Clé de l'excès de yang en général*
Situé sous la malléole externe.
Douleur verticale au dos (-).
Insomnie (-).
Acné (-).
Nervosité (-).
Crainte de la nuit (+).

64V : *Point Source*
Situé au centre du bord externe du pied, en avant de la bosse articulaire du cinquième métatarse.
Incontinence urinaire (+).
Cystite (-).
Inflammation urinaire (-).
Prostatite (-).

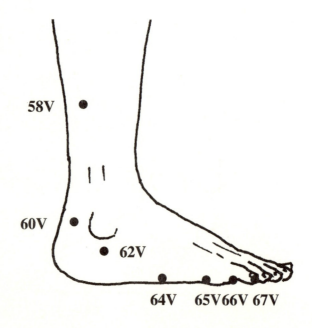

MÉRIDIENS PRINCIPAUX

65V : Situé sur le bord interne du pied, juste avant l'articulation du petit orteil.
Ce point disperse le méridien Vessie dans sa saison, l'hiver, et le tonifie en été.
En toutes saisons, il peut agir sur les cas suivants :
Cystite (-).
Inflammation des voies urinaires (-).
Acné du dos (-).

66V : Situé juste après l'articulation du petit orteil.
Ce point tonifie le méridien Vessie au printemps et le disperse en automne.
En toutes saisons, il peut agir sur les cas suivants :
Nez bouché (-).
Vertiges (-).
Éblouissements (-).

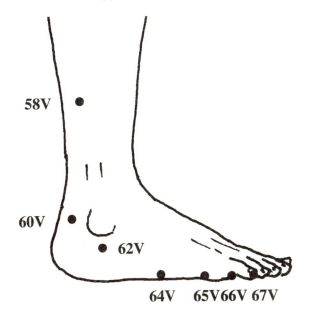

67V : *Point Ting*

Situé à l'angle unguéal externe du petit orteil.
Ce point tonifie le méridien Vessie dans sa saison, l'hiver, et le disperse en fin d'été.
En toutes saisons, il peut agir sur les cas suivants :
Replace le fœtus en bonne position (+).
Incontinence urinaire (+).
Nez bouché (+).
Sinusite (+).
Mycose du pied ou pied d'athlète (+).
Parasites intestinaux (+ à la pleine lune et à la nouvelle lune).
Douleur au dos (+).

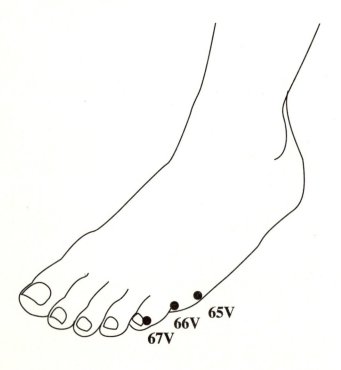

MP Reins

Polarité :	Yin.
Méridien couplé :	MP Vessie.
Élément :	Eau.
Saison :	Hiver.
Couleur :	Noir.
Situation :	Nord.
Tissu organique :	Os, dents, oreilles.
Fonction organique :	Filtration, élimination.
Énergie psychique :	Courage, décision.
Magnitude énergétique :	Entre 17 et 19 h 00.

Physiologie des reins

Les reins sont le filtre liquide du sang. Les reins peuvent être considérés comme la réunion d'une multitude de filtres sélectifs dont le rôle est de laisser passer les éléments indésirables : urée, acides, déchets contenus dans le sang, et d'empêcher la fuite de nos sels minéraux. On estime que les reins filtrent environ 2000 litres de sang chaque jour. Seulement 1 litre et demi d'urine est excrété. Ce rôle de filtre empêche la cumulation des déchets nuisibles à notre santé. Ils interviennent également dans la régulation de la pression sanguine en réglant la quantité d'eau dans le corps. Ils élaborent des hormones qui ont un rôle dans le contrôle de la tension artérielle et dans la formation des globules rouges du sang au niveau de la moelle des os. De plus, ils jouent un rôle activateur sur la vitamine D.

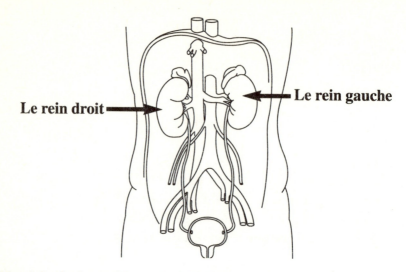

Physiologie énergétique du MP Reins

N'oublions pas que les glandes surrénales se situent, comme leur nom l'indique, au-dessus des reins et qu'elles sécrètent l'adrénaline et les corticosurrénales. L'adrénaline est l'hormone du courage et les corticoïdes les hormones qui aident le corps à se défendre contre toutes les agressions et à éviter bon nombre de maladies, telles que les rhumatismes. Les minéralo-corticoïdes régulent le taux de sodium et de potassium et, par là-même, la rétention d'eau ou la diurèse. Il faut aussi considérer l'élaboration d'hormones sexuelles (androgènes et œstrogènes) par les surrénales ce qui peut renforcer le caractère masculin ou féminin de l'individu. Les textes anciens ont toujours attaché un rôle important aux reins sur la sexualité et la virilité.

Le MP Reins appartient, tout comme le MP Vessie, à l'élément Eau qui est en rapport avec les os, les dents, les oreilles et les sels minéraux (c'est dans la mer que l'on en retrouve la plus forte concentration).

MÉRIDIENS PRINCIPAUX

Une insuffisance énergétique au niveau Reins favorise la décalcification, l'arthrose, les rhumatismes. Le sujet est indécis et manque de courage, la peur et le froid provoquent chez lui le besoin d'uriner alors qu'un sujet en excès sera très courageux, prend souvent des risques inutiles et a tendance à être autoritaire.

Trajet du MP Reins

Le MP Reins commence sous le pied, puis monte derrière la cheville interne, la jambe, la cuisse (face interne), l'aine et monte sur le ventre et le thorax à 1 travers de doigt de chaque côté de la ligne médiane et se termine de chaque côté du sternum, sous la clavicule.

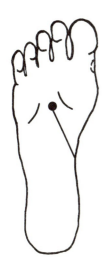
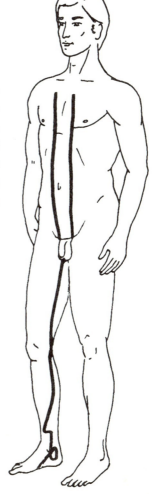

Douleurs sur le trajet du MP Reins

Douleur sous le pied, le talon, sur la cheville interne, la face interne de la jambe, de la cuisse, de l'aine, de l'abdomen, du thorax, suivant le trajet du méridien.

Que faire s'il y a douleur sur le trajet du MP Reins

Tonifier le point Ting des 2 côtés :	1Rn +
Tonifier le point de Tonification du côté de la douleur :	7Rn +
Disperser les points encadrant la douleur :	-
Tonifier le point de Rencontre :	3VC +

Manifestations d'excès énergétique du MP Reins

Mictions urinaires inférieures à 4 fois par jour, urine foncée, prise de risques exagérée, autoritarisme, néphrite, lithiase urique, infections rénales.

Comment disperser le MP Reins en cas d'excès

Au printemps :	2Rn -	En automne :	10Rn -
En été :	3Rn -	En hiver :	1Rn -
En fin d'été :	7Rn -		

Manifestations d'insuffisance énergétique du MP Reins

Mictions urinaires supérieures à 6 fois par jour, diarrhée matinale, sensation de froid jusque dans les os, indécision, craintes non justifiées.

Comment tonifier le MP Reins en cas d'insuffisance

Au printemps :	10Rn +	En automne :	3Rn +
En été :	1Rn +	En hiver :	7Rn +
En fin d'été :	2Rn +		

Points les plus importants du MP Reins

1Rn : *Point Ting*
Point de Réanimation
Situé sous le pied, entre les deux masses musculaires. Ce point disperse le méridien Reins dans sa saison, l'hiver, et le tonifie en été.
En toutes saisons, il peut agir sur les cas suivants :
Syncope (+).
Rétention d'urine (-).
Azotémie (-).
Albuminurie (-).
Convulsions (-).
Épilepsie (-).
Hypertension artérielle (-).

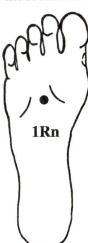

2Rn : Situé à 2 travers de doigts au-dessous de la malléole interne, sous le tubercule du scaphoïde (os saillant).
Ce point tonifie le méridien Reins en fin d'été et le disperse au printemps.
En toutes saisons, il peut agir sur les cas suivants :
Hypertension artérielle (-).
Œdème (-).
Congestion du bas-ventre (-).

3Rn : *Point Source*
Situé juste derrière la malléole interne.
Ce point disperse le méridien Reins dans sa saison, l'hiver, et le tonifie en automne.
En toutes saisons, il peut agir sur les cas suivants :
Rhumatismes (+).
Personnes trop maigres (+).
Personnes craintives (+).

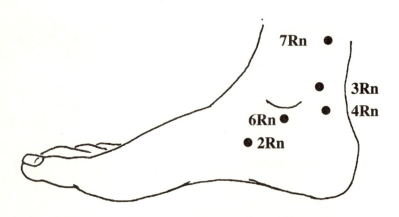

MÉRIDIENS PRINCIPAUX

4Rn : *Point Lo*
Situé à 2 travers de doigts au-dessus du 3Rn, un peu vers l'arrière, c'est-à-dire sur le bord supérieur du calcanéum, devant le tendon d'Achille.
Point efficace dans le cas de certaines lombalgies.
Frilosité (+).
Crainte des courants d'air (+).
Personnes indécises (+).
Personnes craintives (+).
Colite néphrétique (-).
Timidité, peur (+).

6Rn : *Point Clé du MV Yin Keo*
Situé sous la malléole interne.
Insomnie (+) associé au 62V (-).
Somnolence (-).
Syndrome prémenstruel (-).
Seins douloureux avant les règles (-).
Cystite (-).
Urétrite (-).
Orchite (-).
Crampes (-).
Crise d'épilepsie nocturne (-).
Crampes nocturnes (-).

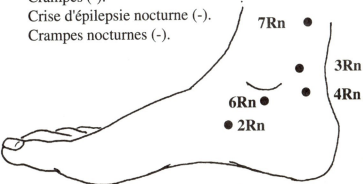

7Rn : Situé à 2 travers de doigts au-dessus de la malléole interne, devant le tendon d'Achille.

Ce point tonifie le méridien Reins dans sa saison, l'hiver, et le disperse en été.

En toutes saisons, il peut agir sur les cas suivants :

Pour augmenter l'excrétion des déchets urinaires et diminuer la quantité d'urine qui deviendra plus foncée (+).

Pour permettre de lutter contre les atteintes rhumatismales (+).

Pour stimuler les défenses de l'organisme (+).

Pour stimuler les glandes surrénales (+).

Diurèse excessive, notamment la nuit (+).

Personnes craintives (+).

Personnes indécises (+).

Insatisfaits perpétuels (+).

Baisse de l'ouïe (-).

Tendance à l'arthrose et aux caries dentaires (+).

Pieds froids (+) associé au 32E (-).

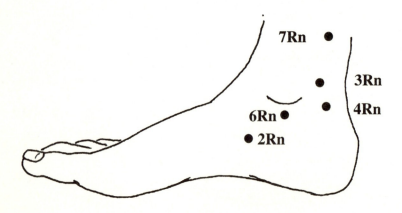

10Rn : Situé au pli de flexion du genou.
Ce point tonifie le méridien Reins au printemps et le disperse en automne.
Pour aider à diminuer la cellulite du genou (- en hiver).
En toutes saisons, il peut agir sur les cas suivants :
Douleur au genou (-).
Douleur du petit bassin (-).

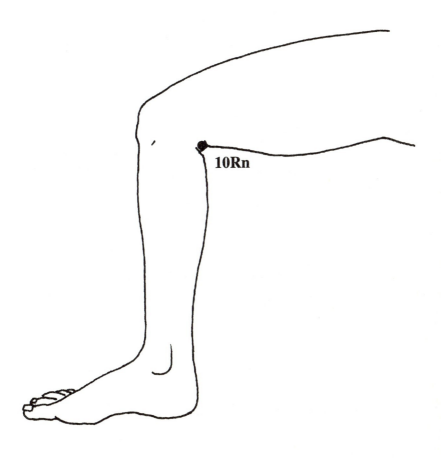

MP Maître du Cœur

Polarité :	Yin.
Méridien couplé :	MP Triple Réchauffeur.
Élément :	Feu.
Saison :	Été.
Couleur :	Rose.
Situation :	Sud.
Tissu organique :	Péricarde.
Fonction organique :	Vasoconstriction.
Énergie psychique :	Sentimentalité, émotivité, sexualité, nervosité intérieure.
Magnitude énergétique :	Entre 19 et 21 h 00.

Physiologie énergétique du MP Maître du Cœur

Le méridien Maître du Cœur correspond à la fois au système nerveux du cœur et des vaisseaux sanguins. Il joue donc un rôle sur la vasomotricité. Le Maître du Cœur est également en rapport avec la sexualité. Physiquement, il correspond au péricarde, c'est-à-dire l'enveloppe du cœur et, psychiquement, à l'enveloppe de protection contre les influences émotionnelles. C'est sur ce méridien que nous agirons pour effacer les douleurs près du cœur, les spasmes ainsi que les palpitations provoquées par les contrariétés.

Nous trouvons des points pour calmer les spasmes au niveau du plexus solaire, de l'estomac, du cœur suite à des contrariétés (6MC), pour diminuer ou augmenter la tension artérielle (7MC et 9MC), pour stimuler la sexualité (8MC) et contre les rougeurs diffuses du visage d'origine émotionnelle (6MC et 7MC).

MÉRIDIENS PRINCIPAUX

Trajet du MP Maître du Cœur

Le MP Maître du Cœur commence sur le thorax dans la région du cœur, juste à côté du mamelon, passe devant le bas de l'épaule puis descend au centre de la face antérieure du bras, de l'avant-bras, du poignet, de la main et se termine à l'angle unguéal du majeur, côté index.

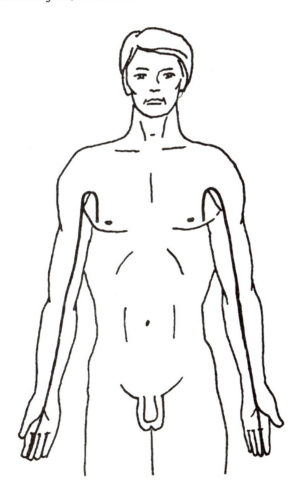

Douleurs sur le trajet du MP Maître du Cœur

Douleur ou engourdissement du majeur, de la face palmaire de la main, du poignet antérieur, de la face centrale de l'avant-bras et du bras, de la base antérieure de l'épaule, du thorax, côté sein.

Que faire s'il y a douleur sur le trajet du MP Maître du Cœur

Tonifier le point Ting des 2 côtés :	9MC +
Tonifier le point Source du côté douloureux :	7MC +
	sauf en été
Disperser les points encadrant la douleur :	-
Tonifier le point de Rencontre des 2 côtés :	22VB +

Manifestations d'excès énergétique du MP Maître du Cœur

Hypertension (surtout la maxima), tachycardie, crampe des écrivains, nymphomanie.

Comment disperser le MP Maître du Cœur en cas d'excès

Au printemps :	8MC -	En automne :	3MC -
En été :	7MC -	En hiver :	9MC -
En fin d'été :	5MC -		

MÉRIDIENS PRINCIPAUX

Manifestations d'insuffisance énergétique du MP Maître Cœur

Hypotension, vertiges, dépression, pessimisme.

Comment tonifier le MP Maître du Cœur en cas d'insuffisance

Au printemps :	3MC +	En automne :	7MC +
En été :	9MC +	En hiver :	5MC +
En fin d'été :	8MC +		

Points les plus importants sur le MP Maître du Cœur

3MC : Situé au pli du coude, à côté du bord interne du tendon du biceps.
Ce point tonifie le méridien Maître du Cœur au printemps et le disperse en automne.
En toutes saisons, il peut agir sur les cas suivants :
Pessimisme (-).
Fièvre suite à un coup de froid (-).
Rougeole (-).

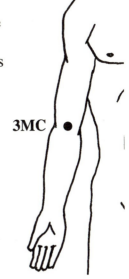

5MC : Situé à 3 travers de doigts au-dessous du pli de flexion interne du coude.
Ce point tonifie le méridien Maître du Cœur en hiver et le disperse en fin d'été.
En toutes saisons, il peut agir sur les cas suivants :
Émotivité (-).
Hypersalivation (-).
Enflure de l'aisselle (-).
Convulsions chez l'enfant (-).

6MC : *Point Lo*
Point Clé du Merveilleux Vaisseau Yin Oe
Situé à 3 travers de doigts au-dessus du pli de flexion du poignet, entre les deux tendons.
Pour calmer les spasmes des différents organes (-).
Douleurs nerveuses internes (-).
Émotivité (-).
Précordialgies (-).
Anxiété (-).
Insomnie chez les personnes intériorisées (-).
Artérite (-).
Hoquet (-).

MÉRIDIENS PRINCIPAUX

7MC : *Point Source*
Situé au milieu du pli antérieur du poignet.
Ce point disperse le méridien Maître du Cœur dans sa saison, l'été, et le tonifie en automne.
En toutes saisons, il peut agir sur les cas suivants :
Pour diminuer la tension artérielle, surtout la maxima (-).
Crampes de la main (-).
Douleur des doigts et de l'avant-bras (-).
Palpitations (-).
Agitation (-).
Nervosité intérieure (-).

8MC : *Point Saisonnier du MP Maître du Cœur en été*
Situé en plein milieu de la paume de la main, sur le pli transversal sur la ligne de cœur.
Ce point disperse le méridien Maître du Cœur au printemps et le tonifie en fin d'été.
En toutes saisons, il peut agir sur les cas suivants :
Sexualité affaiblie (+).
Manque de gaieté (+).
Hypertension artérielle (-).
Migraine nauséeuse (-) associé aux 40VB (-) et 3F (-).

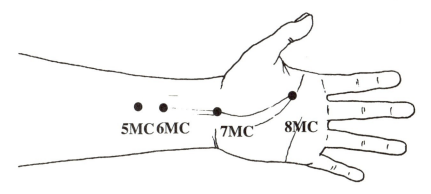

9MC : *Point Ting*
   Situé à l'angle unguéal du majeur, côté index.
   Ce point tonifie le méridien Maître du Cœur dans sa saison, l'été, et le disperse en hiver.
   En toutes saisons, sauf l'hiver, il peut agir sur les cas suivants :
   Hypotension artérielle (+).
   Neurasthénie (+).
   Enfants qui pleurent la nuit (+).

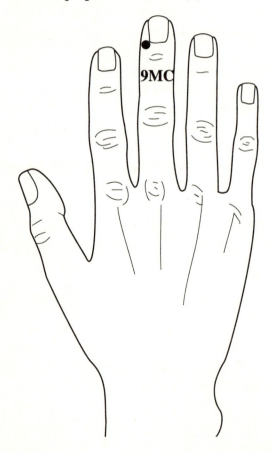

MP Triple Réchauffeur

Polarité :	Yang.
Méridien couplé :	MP Maître du Cœur.
Élément :	Feu.
Saison :	Été.
Couleur :	Rouge.
Situation :	Sud.
Tissu organique :	Inexistant car c'est une fonction.
Fonction organique :	Thermorégulation.
Énergie psychique :	Excitation, dynamisme, extériorisation.
Magnitude énergétique :	Entre 21 et 23 h 00.

Physiologie énergétique du MP Triple Réchauffeur

Ce méridien ne correspond pas à un organe mais à une fonction bien particulière : celle de stocker les énergies résultant du fonctionnement de tous nos organes, puis de les distribuer suivant les différents besoins, en trois étages :

Étage Supérieur correspondant à la tête et au système cardio-respiratoire.

Étage Moyen situé sous le muscle diaphragme correspondant au système digestif.

Étage Inférieur correspondant à l'élimination et à la fécondation. (Ce n'est pas par hasard que la fin implique le recommencement, autrement dit, le devenir perpétuel. Cette philosophie est plus approfondie dans le livre-cassette *Voyage au centre de la vie à travers la Loi des 5 éléments*).

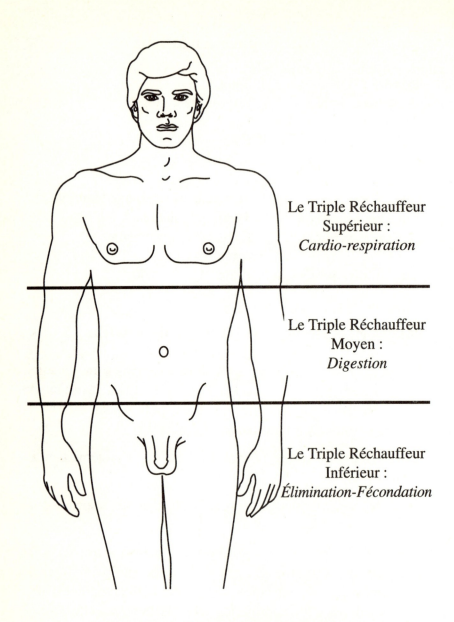

Les 3 foyers du MP Triple Réchauffeur

MÉRIDIENS PRINCIPAUX

Le Triple Réchauffeur est un méridien très yang. Il se situe dans l'élément Feu qui représente la chaleur et le dynamisme. Les sujets dont l'énergie Triple Réchauffeur est insuffisante seront frileux et manqueront de dynamisme.

Il en va tout autrement des individus en excès d'énergie Triple Réchauffeur qui "pètent le feu", sont toujours prêts à faire la fête, aiment bien manger, bien boire, rire et parler sans retenue et tout cela au risque de brûler la chandelle par les deux bouts. Ils sont souvent de type sanguin. Ils ont le visage coloré avec une tendance à l'hypertension artérielle.

Entre l'excès, trop d'extériorisation, et l'insuffisance, pâleur, frilosité, intériorisation et manque de chaleur humaine, il y a place pour l'équilibre. L'individu équilibré au niveau de ce méridien sera suffisamment dynamique pour profiter des joies de la vie avec l'intelligence qui convient pour ne pas tomber dans l'illusion des plaisirs dangereux. C'est pourquoi il est important d'équilibrer ce méridien pour sauvegarder notre cœur et ses vaisseaux, c'est-à-dire de préserver notre vie en évitant de la brûler inconsidérablement tout en éveillant suffisamment cette flamme qui réchauffe le cœur et l'esprit.

Nous trouverons sur ce méridien un point de Tonification et un point Source qui redonne de la chaleur et du dynamisme à ceux qui en ont besoin, et un point de Dispersion pour calmer les personnes surexcitées.

Trajet du MP Triple Réchauffeur

Le MP Triple Réchauffeur commence à l'angle unguéal de l'annulaire, côté auriculaire, monte au centre de la face postérieure de la main, du poignet, de l'avant-bras, du bras, de l'épaule supérieure, sur le sommet du muscle trapèze, le cou, contourne l'oreille et se termine à l'angle externe de la queue du sourcil.

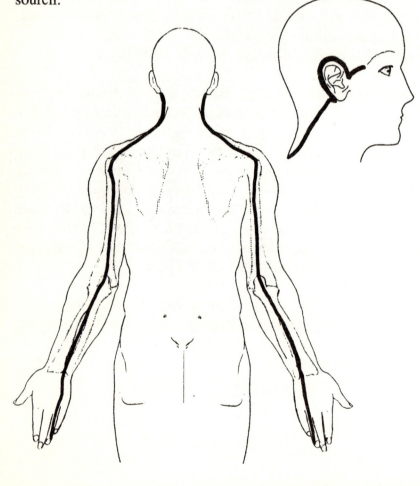

Douleurs sur le trajet du MP Triple Réchauffeur

Douleur ou engourdissement de l'annulaire, la face postérieure de la main et du poignet, le centre de la face postérieure de l'avant-bras, du coude, du bras et de l'épaule, le sommet de l'épaule (trapèze), les côtés du cou, le pourtour de l'oreille, la base externe du sourcil.

Que faire s'il y a douleur sur le trajet du MP Triple Réchauffeur

Tonifier le point Ting des 2 côtés : 1TR +
Tonifier le point de Tonification du côté de la douleur : 4TR +
Disperser les points encadrant la douleur : -
Tonifier le point de Rencontre des 2 côtés : 13VB +

Manifestations d'excès énergétique du MP Triple Réchauffeur

Thermophobie, teint rouge, excitation, voie forte, tendance à "brûler la chandelle par les deux bouts".

Comment disperser le MP Triple Réchauffeur en cas d'excès

Au printemps :	6TR -	En automne :	2TR -
En été :	10TR -	En hiver :	3TR -
En fin d'été :	1TR -		

Manifestations d'insuffisance énergétique du MP Triple Réchauffeur

Frilosité, manque de dynamisme, teint pâle.

Comment tonifier le MP Triple Réchauffeur en cas d'insuffisance

Au printemps :	2TR +	En automne :	10TR +
En été :	3TR +	En hiver :	1TR +
En fin d'été :	6TR +		

Points les plus importants du MP Triple Réchauffeur

1TR : *Point Ting*
Situé à l'angle unguéal de l'annulaire, côté auriculaire. Ce point disperse le méridien Triple Réchauffeur en fin d'été et le tonifie en hiver. En toutes saisons, il peut agir sur les cas suivants : Sécheresse de la bouche (-). Douleur sur le trajet du méridien. (+).

MÉRIDIENS PRINCIPAUX

2TR : Situé entre l'annulaire et l'auriculaire, juste avant l'articulation.
Tonifie le MP Triple Réchauffeur au printemps et le disperse en automne.
En toutes saisons, il peut agir sur les cas suivants :
Bourdonnements d'oreille ou surdité soudaine (-).
Maux de tête par mauvais temps (-).
Douleur et raideur de la nuque (-).

3TR : Situé entre le quatrième et le cinquième métatarsien, juste après l'articulation.
Ce point tonifie le méridien Triple Réchauffeur dans sa saison, l'été, et le disperse en fin d'été.
En toutes saisons, il peut agir sur les cas suivants :
Pour stimuler la thermorégulation (+).
S'il y a tristesse, découragement, état dépressif, lassitude (+).

L'ÉNERGIE QUI GUÉRIT

4TR : *Point Source*
Situé sur le pli de la face postérieure du poignet.
Douleur au poignet (-).
Frilosité (+).
Pour redonner du dynamisme (+).
Pour calmer les individus excités (-).
Pour stimuler les muscles extenseurs de la main (+).

5TR : *Point Clé du Merveilleux Vaisseau Yang Oe*
Point Lo du MP Triple Réchauffeur
Situé à 2 travers de doigts au-dessus du pli de flexion du poignet, face postérieure, entre les 2 os de l'avant-bras.
Douleur articulaire provoquée par un changement de temps (-).
Mal de tête suite à une exposition au soleil (-).
Affections de l'oreille : surdité soudaine, otites, bourdonnements (-).
Contracture des muscles trapèzes (-).

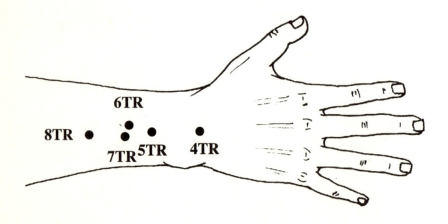

MÉRIDIENS PRINCIPAUX

6TR : Situé à 3 travers de doigts au-dessus du pli de flexion du poignet, face postérieure, entre les 2 os de l'avant-bras.
Ce point tonifie le méridien Triple Réchauffeur en fin d'été et le disperse au printemps.
En toutes saisons, il peut agir sur les cas suivants :
Constipation (-).
Douleur à l'épaule (-).
Acné (-).

8TR : *Point Lo des 3 MP yang des membres supérieurs*
Point d'analgésie acupuncturale
Situé à 5 travers de doigts au-dessus du pli de flexion du poignet, entre les 2 os de l'avant-bras.
Douleur à l'épaule (-).
Torticolis (-).
Douleur à la face postérieure de l'avant-bras et du bras (-).
Dyshidrose palmaire (-).

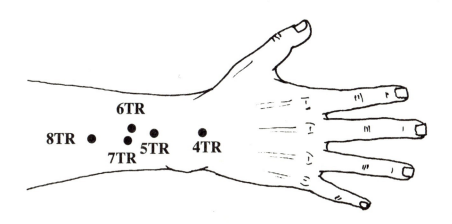

10TR : Situé au-dessus de la pointe de l'olécrane, c'est-à-dire dans le creux derrière le coude.

Ce point disperse le méridien Triple Réchauffeur dans sa saison, l'été, et le tonifie en automne.

En toutes saisons, sauf l'automne, il peut agir sur les cas suivants :

Nervosité (-).
Tension intérieure (-).
Agitation (-).
Difficulté à s'endormir (-).
Extériorisation excessive (-).
Hypertension artérielle (-) associé aux 7C (-), 7MC (-) et 6Rt (-).
Torticolis (-).

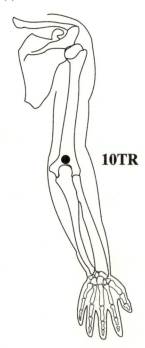

MÉRIDIENS PRINCIPAUX

17TR
18TR
19TR
20TR : Tous situés dans les petits creux qui contournent la partie postérieure de l'oreille.
Bourdonnements (-) associé au 5TR (-).
Otites (-) associé au 5TR (-).

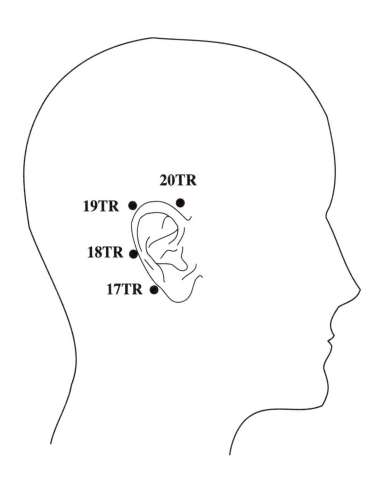

MP Vésicule Biliaire

Polarité :	Yang.
Méridien couplé :	MP Foie.
Élément :	Bois.
Saison :	Printemps.
Couleur :	Vert.
Situation :	Est.
Tissu organique :	Muscles, yeux.
Fonction organique :	Digestion.
Énergie psychique :	Combat, agressivité, défense, réalisation.
Maximum énergétique :	Entre 23 h 00 et 1 h 00.

Physiologie de la vésicule biliaire

La vésicule biliaire est une poche qui reçoit la bile en provenance du foie (environ un litre par jour). Elle vide sa bile dans la première partie de l'intestin grêle, le duodénum. La bile neutralise l'acidité du bol digestif qui sort de l'estomac et permet ainsi une digestion dans un milieu alcalin. De plus, elle joue un rôle indispensable à la digestion des graisses. La bile ne contient pas d'enzymes digestives mais elle permet aux enzymes pancréatiques de poursuivre la digestion des amidons qui avait commencé dans la bouche. La bile se compose de biliburine (qui lui donne sa couleur), de lécithine, de cholestérol et de sels biliaires. Les amas de substances peuvent former des calculs. Il en existe trois variétés : les calculs de cholestérol qui peuvent atteindre plus d'un centimètre de diamètre, les calculs biliaires plus petits et beaucoup plus nombreux et, les plus courants, les calculs mixtes, de taille moyenne.

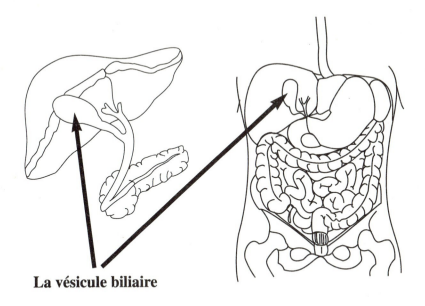

La vésicule biliaire

Physiologie énergétique du MP Vésicule Biliaire

Du point de vue énergétique, les méridiens Foie et Vésicule Biliaire élaborent l'énergie du combat. N'oublions pas que la vie est un combat permanent contre les mauvaises habitudes, les idées préconçues, la paresse, les microbes, les bactéries, les virus, les champignons, les énergies perverses météorologiques (trop de vent, de chaleur, de froid, de sécheresse, d'humidité), mais également et surtout toutes les affections psychiques, les contrariétés, le stress. Ne dit-on pas "se faire de la bile" quand nous n'arrivons pas à combattre efficacement nos problèmes ? Aussi, ne soyons pas étonnés de trouver sur le méridien Vésicule Biliaire des points pour freiner la colère (40VB), calmer la nervosité (20VB), un point-maître des muscles (34VB) et un point pour augmenter la combativité (43VB).

Trajet du MP Vésicule Biliaire

Le MP Vésicule Biliaire commence à l'angle externe de l'oeil, parcourt toute la face latérale du crâne, du cou, du tronc, la face externe de la hanche, de la cuisse, de la jambe et se termine à l'angle unguéal du quatrième orteil, du côté du cinquième.

Douleurs sur le trajet du MP Vésicule Biliaire

Troubles sensitifs, déformation ou douleur sur le quatrième orteil, le pied, la cheville (gonflement comme un œuf de pigeon devant et dessous la malléole externe), face externe de la jambe, le long du péroné où il peut y avoir des sensations de brûlure (trop de yang) ou des fourmillements (trop de yin), face externe de la cuisse, le long du fémur, la hanche (coxarthrose, culotte de cheval), douleur latéro-costale, épaule (douleur en bretelle), bord latéral du cou, migraine à la tempe, bord externe de l'œil, occiput.

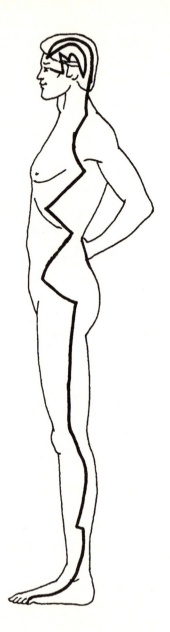

Que faire s'il y a douleur sur le trajet du MP Vésicule Biliaire

Tonifier le point Ting des 2 côtés :	44VB +
Tonifier le point de Tonification du côté de la douleur :	40VB +
Disperser les points encadrant la douleur :	-
Tonifier le point de Rencontre des 2 côtés :	2E +

Manifestations d'excès énergétique du MP Vésicule Biliaire

Vindicativité, migraine, nausée, bouche amère au réveil, tendance à souvent soupirer, insatisfaction perpétuelle.

Comment disperser le MP Vésicule Biliaire en cas d'excès

Au printemps :	38VB -	En automne :	43VB -
En été :	34VB -	En hiver :	41VB -
En fin d'été :	44VB -		

Manifestations d'insuffisance énergétique du MP Vésicule Biliaire

Insomnie par appréhension, douleur au quatrième orteil, manque de combativité, tendance à tout remettre à plus tard.

Comment tonifier le MP Vésicule Biliaire en cas d'insuffisance

Au printemps :	43VB +	En automne :	34VB +
En été :	41VB +	En hiver :	44VB +
En fin d'été :	38VB +		

Points les plus importants du MP Vésicule Biliaire

20VB : Situé derrière la nuque, sous les bosses occipitales.
Point en rapport avec le système nerveux orthosympathique.
Bouffées de chaleur avec transpiration (+).
Règles insuffisantes (+).
Maux de tête (-).
Bouffées de chaleur sans transpiration (-).
Fièvre sans transpiration (-).
Torticolis (-).
Nervosité (-).

21VB: *Point des Contusions*
Point de Réanimation
Situé à la base du cou, dans le creux devant le muscle trapèze, derrière la clavicule.
Kyste ou abcès du sein (-).
Raideur de la nuque (-).

24VB : *Point Mo de la Vésicule Biliaire*
Situé dans le dernier espace intercostal, sous le mamelon.
Commande l'utérus et facilite l'accouchement.
Vésicule biliaire paresseuse (+).
Vomissements (-).
Migraine (-).

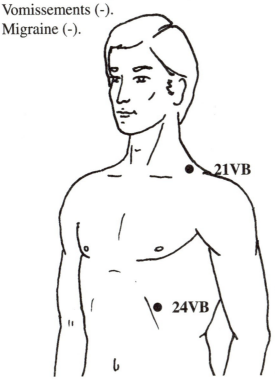

25VB : *Point Mo des Reins*
Situé à l'extrémité de la douzième côte, qui est la côte flottante dont la pointe apparaît sur les côtés de la base du thorax.
Urines trop abondantes (+).
Douleurs rénales (-) associé aux 4Rn (-) et 60V (-).
Diarrhée matinale (+).
Froid jusque dans les os (+).
Déminéralisation (+).

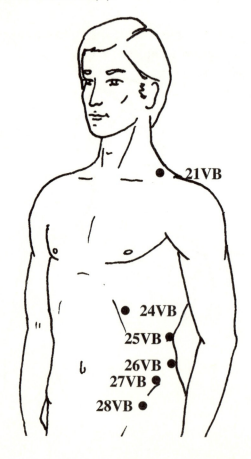

MÉRIDIENS PRINCIPAUX

30VB : Situé derrière le grand trochanter, cette bosse osseuse que l'on sent dans la fesse, plus particulièrement durant la rotation du membre inférieur.
Douleur à la hanche (-).
Migraine (-).
Démangeaisons (-) associé au 5F (+).
Éruptions cutanées avec fièvre (-).
Culotte de cheval (-).

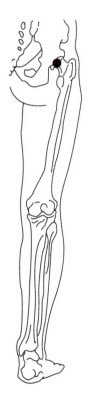
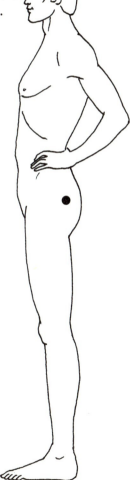

30VB

34VB : *Point-Maître des Muscles Striés*
Situé sous le genou externe, en dessous de la tête du péroné, cette petite bosse osseuse que l'on sent juste sous le genou, un peu en arrière.
Ce point tonifie le méridien Vésicule Biliaire en automne et le disperse en été.
En toutes saisons, il peut agir sur les cas suivants :
Faiblesse musculaire (+).
Crampes (-).
Contractures (-).
Pour déclencher l'accouchement (-).

35VB : *Point des Contusions*
Situé à mi-jambe, devant ou derrière le péroné selon les auteurs. Pour plus d'efficacité, stimulez les deux régions.
Douleur au coccyx (-).
Froid aux pieds (+).
Douleur à la face externe de la jambe (-).

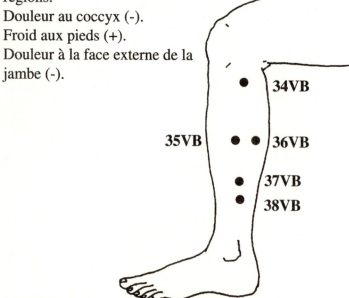

36VB : *Point contre les piqûres d'animaux venimeux*
Point des plaies infectées qui ne guérissent pas
Situé à mi-jambe, devant ou derrière le péroné selon les auteurs. Pour plus d'efficacité, stimulez les deux régions.
Piqûres d'animaux venimeux (-).
Plaies infectées qui ne guérissent pas (-).
Inflammation du larynx (-).
Scoliose (-).

37VB : *Point Lo*
Grand Point des Yeux
Situé sur la face externe de la jambe, à 5 travers de doigts au-dessus de la malléole externe, devant le péroné.
Affections oculaires (-).
Nausée (-).
Palpitations (-).
Démangeaisons (-).
Pieds engourdis (-).

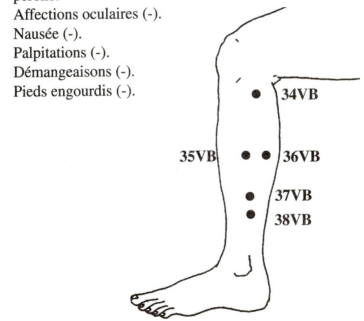

38VB : Situé à 4 travers de doigts au-dessus de la malléole externe, dans un petit creux sur le bord antérieur de l'os péroné.

Ce point disperse le méridien Vésicule Biliaire dans sa saison, le printemps, et le tonifie en fin d'été.

En toutes saisons, il peut agir sur les cas suivants :

Migraine (-).

Nausée (-).

Bouche sèche et amère au réveil (-).

Cernes foncés aux yeux (-).

Irritabilité et susceptibilité (-).

Précaution : Évitez ce point chez les lithiasiques car il stimule la contraction de la vésicule biliaire favorisant la sortie des calculs biliaires qui risqueraient d'obstruer le cholédoque.

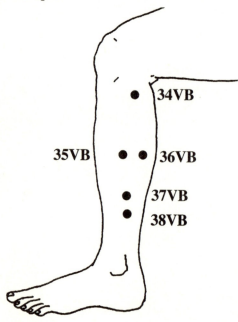

39VB : *Point-Maître des Artérites*
Situé à 2 travers de doigts au-dessus de la malléole externe, sur le péroné.
Artérite (+).
Pour favoriser la cicatrisation (+).
Inflammation des voies respiratoires (-).
Sécheresse de la gorge et du nez (-).
Pour augmenter les leucocytes (+).
Pour augmenter la fièvre en cas d'infection et pour hâter la guérison (+).
Pour faire mûrir les abcès (+).

40VB : *Point Source*
Situé sur le cou-de-pied, dans un creux, en avant de la malléole externe.
Migraine (-).
Engourdissements (-).
Crampes au mollet (-).
Douleur à l'aisselle (-).
Manque de combativité (+).

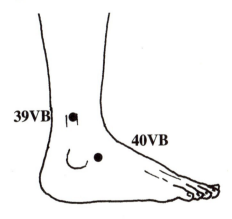

41VB : *Point Clé du MV Tae Mo*

Situé au sommet de l'angle que forment les deux derniers métatarsiens.

Ce point tonifie le méridien Vésicule Biliaire en été et le disperse en hiver.

En toutes saisons, il peut agir sur les cas suivants :

Lombalgie horizontale (-).
Douleur à la hanche (-).
Tremblements (-) associé au 3MC (-).
Douleur à l'épaule (-).
Troubles de la vue (-).
Troubles de la lactation (-).
Inflammation des seins (-) associé au 21VB (-).
Rhumatismes des pieds, talons, chevilles, orteils (-).
Acouphène (-).

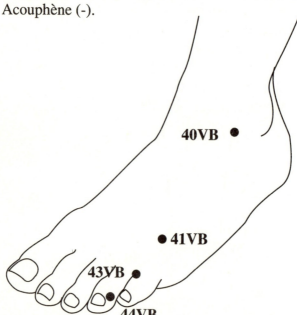

43VB : Situé dans le dernier espace interdigital.
Ce point tonifie le méridien Vésicule Biliaire dans sa saison, le printemps, et le disperse en automne.
En toutes saisons, il peut agir sur les cas suivants :
Manque d'audace et de combativité (+).
Étourdissements (+).
Vue trouble (+).

44VB : *Point Ting*
Situé à l'angle unguéal externe du quatrième orteil.
Ce point tonifie le méridien Vésicule Biliaire en hiver et le disperse en fin d'été.
En toutes saisons, il peut agir sur les cas suivants :
Migraine (-).
Douleur au globe oculaire (-).
Maux de gorge (+).

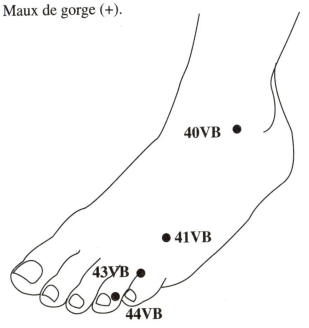

MP Foie

Polarité :	Yin.
Méridien couplé :	MP Vésicule Biliaire.
Élément :	Bois.
Saison :	Printemps.
Couleur :	Bleu.
Situation :	Est.
Tissu organique :	Muscles, yeux.
Fonction organique :	Détoxination.
Énergie psychique :	Combat, colère, anxiété.
Magnitude énergétique :	Entre 1 et 3 h 00 du matin.

Physiologie du foie

Le foie est la glande la plus riche en sang de notre organisme. Il peut contenir 1,5 litre sur les 5 litres qui sont dévolus à la totalité de notre corps. Le foie produit la plupart des protéines du plasma sanguin, ainsi que le fibrinogène et la prothrombine qui permettent la coagulation en cas d'hémorragie.

En fait, le foie joue deux rôles importants : d'une part, il élabore des molécules nouvelles et gère les substances de base de nos différents métabolismes et, d'autre part, il désintoxique l'organisme en neutralisant les toxines et les déchets qui n'ont pas été éliminés par les reins, la peau, les poumons.

On peut donc dire que le foie joue un rôle important au niveau sanguin, tant sur son enrichissement en substances fondamentales qu'en favorisant sa pureté et sa fluidité et, par là-même, sur la qualité de notre circulation artérielle. Autrement dit, "le Bois nourrit le Feu" revenant à dire que si l'on veut éviter l'artériosclérose et les troubles cardio-vasculaires, il est important de favoriser le bon fonctionnement de notre foie.

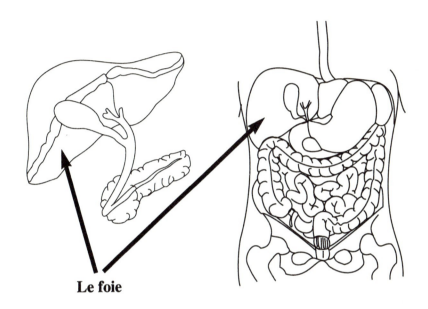

Le foie

Physiologie énergétique du MP Foie

Dans la Loi des 5 éléments, le méridien Foie se situe dans l'élément Bois qui est en correspondance avec le printemps, où les couleurs vertes et bleues dominent dans la nature. Ce sont des couleurs apaisantes. Or les meilleurs points de relaxation se situent sur les méridiens Foie (3F) et Vésicule Biliaire (40VB). De même que les bois purifient l'atmosphère de la Terre, le foie purifie notre organisme. La vie est un perpétuel combat contre tout ce qui veut nous empoisonner l'existence (toxines, microbes, stress...). C'est pourquoi les 8F et 14F peuvent aider tout autant à être plus combatif qu'à diminuer "la gueule de bois".

Trajet du MP Foie

Le méridien Foie commence à l'angle unguéal externe du gros orteil, monte sur la face interne de la jambe et de la cuisse, passe à l'aine, sur l'abdomen et se termine sur le thorax, sous le sein.

Douleurs sur le trajet du MP Foie

Ongle incarné au gros orteil, douleur du gros orteil, au cou-de-pied, à la face interne de la jambe, du genou et de la cuisse, du bord antéro-latéral du tronc jusque sous le sein.

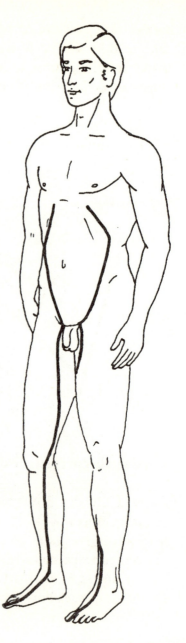

Que faire s'il y a douleur sur le trajet du MP Foie

Tonifier le point Ting des 2 côtés :   1F +
Tonifier le point de Tonification du côté de la douleur :   8F +
en automne, remplacer par le 3F
Disperser les points encadrant la douleur :   -
Tonifier le point de Rencontre :   3VC +

Manifestations d'excès énergétique du MP Foie

Teint jaune, tendance à la colère, agressivité, colique hépatique, érections exagérées, vue faible au crépuscule.

Comment disperser le MP Foie en cas d'excès

Au printemps :	2F -	En automne :	8F -
En été :	3F -	En hiver :	1F -
En fin d'été :	4F -		

Manifestations d'insuffisance énergétique du MP Foie

Anxiété, tendance à se faire du mauvais sang, selles jaunes et grises, tendance à se faire facilement des bleus (ecchymoses), coagulation lente du sang, difficulté d'érection et éjaculation précoce, allergie, baisse de la vue.

L'ÉNERGIE QUI GUÉRIT

Comment tonifier le MP Foie en cas d'insuffisance

Au printemps :	8F +	En automne :	3F +
En été :	1F +	En hiver :	4F +
En fin d'été :	2F +		

Points les plus importants du MP Foie

1F :   *Point Ting*
Point Saisonnier du Foie au printemps
Situé à l'angle externe du gros orteil.
Ce point tonifie le méridien Foie en été et le disperse en hiver.
En toutes saisons, il peut agir sur les cas suivants :
Favorise le fonctionnement du foie au printemps.
Si l'on aime le printemps et le bleu (+).
Si l'on n'aime pas le printemps et le bleu (-).
Douleur dans la région ombilicale (+).
Incontinence urinaire (+).

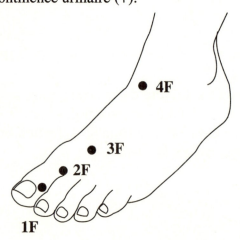

- 180 -

2F : Situé dans le premier espace interdigital.
Ce point disperse le méridien Foie dans sa saison, le printemps, et le tonifie en fin d'été.
En toutes saisons, il peut agir sur les cas suivants :
Colère (-).
Tendance suicidaire (-).
Spasmes (-).
Coliques hépatiques (-).
Douleur au pénis (-).
Bouffées de chaleur (-) associé au 1IG (+).

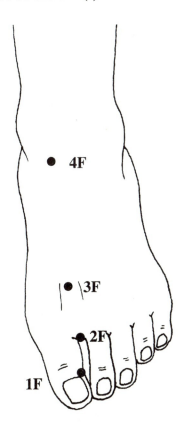

3F :   *Point Source*
Point de Relaxation
Situé au sommet de l'angle que forment les deux premiers métatarsiens écartés.
Ce point tonifie le méridien Foie en automne et le disperse en été.
En toutes saisons, il peut agir sur les cas suivants :
Selles claires, pâteuses, décolorées (+).
Selles foncées (-).
Pour favoriser la relaxation (-).
Douleur à l'aine (-) associé au 6Rt (-).
Douleur au pied et au gros orteil (-).
Insomnie (-).
Transpiration malodorante (-).

4F :   Situé en avant du cou-de-pied, sur la même ligne que les 1F, 2F et 3F, entre les deux tendons.
Ce point tonifie le méridien Foie en hiver et le disperse en fin d'été.
En toutes saisons, il peut agir sur les cas suivants :
Frissons (+).
Bas-ventre douloureux (-).
Écoulement de sperme chez l'homme (+).

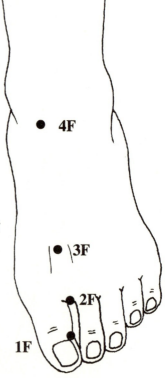

MÉRIDIENS PRINCIPAUX

5F : *Point Lo*
Point-Maître des Démangeaisons
Situé dans un petit creux sur la face interne du tibia, à 5 travers de doigts au-dessus de la malléole interne.
Démangeaisons (+) associé au 30VB (-).
Douleur ou brûlure du membre fantôme (+ du côté opposé).

8F : Situé sur le pli interne de flexion du genou, contre l'articulation.
Ce point tonifie le méridien Foie dans sa saison, le printemps, et le disperse en automne.
En toutes saisons, il peut agir sur les cas suivants :
Rhume des foins (+).
Allergie (+).
Érections insuffisantes (+).
Éjaculation précoce (+).
Prurits vulvaires (+).
Quand on se fait facilement des bleus (+).
Pour stimuler l'esprit combatif (+).

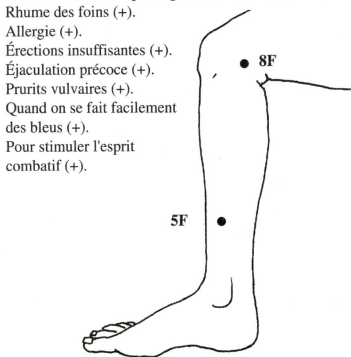

13F : *Point Mo de la Rate et du Pancréas*
Situé au bout de la onzième côte.
NOTE : Stimulez ce point après la tonification préalable du 6VC.
Pour donner du tonus (+).
Envie de boissons chaudes (+).
Asthénie (+).
Mélancolie (+).
Froid dans tout le corps (+).
Parasitose (+).

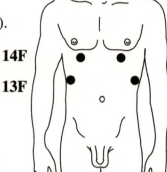

14F : *Point Mo du Foie*
Situé entre la sixième et la septième côte, sur la ligne du mamelon.
Foie paresseux (+).
Somnolence après les repas (+).
Baisse de la vue (+).
Digestion difficile (+).
Nausée (-).
"Gueule de bois" (-) associé aux 3F (-) et 40VB (-).
Bouffées de chaleur ménopausiques (+).
Selles décolorées et fétides (+).
Manque de combativité (+).

MÉRIDIENS PRINCIPAUX

Points de Tonification

MP	P	GI	E	Rt	C	IG	V	Rn	MC	TR	VB	F
Printemps	5	2	44	9	3	2	66	10	3	2	43	8
Été	11	3	43	1	9	3	65	1	9	3	41	1
Fin d'été	10	5	41	2	8	5	60	2	8	6	38	2
Automne	9	11	36	3	7	8	54	3	7	10	34	3
Hiver	8	1	45	5	4	1	67	7	5	1	44	4

Points de Dispersion

MP	P	GI	E	Rt	C	IG	V	Rn	MC	TR	VB	F
Printemps	10	5	41	2	8	5	60	2	8	6	38	2
Été	9	11	36	3	7	8	54	3	7	10	34	3
Fin d'été	8	1	45	5	4	1	67	7	5	1	44	4
Automne	5	2	44	9	3	2	66	10	3	2	43	8
Hiver	11	3	43	1	9	3	65	1	9	3	41	1

Tableau des points de Tonification et de Dispersion suivant les saisons

Le rééquilibrage énergétique

Le rééquilibrage énergétique d'un individu consiste à harmoniser l'énergie de ses méridiens avec l'utilisation des points de commande, c'est-à-dire des points de Tonification dans le cas d'insuffisance ou des points de Dispersion dans le cas d'excès. Le point Source peut également être utilisé, soit en remplacement d'un de ces deux points, soit en complément.

Quelquefois, nous rencontrons un déséquilibre au niveau d'un ou de plusieurs couples. Par exemple, un MP Vésicule Biliaire en excès et un MP Foie en insuffisance. C'est alors que nous utiliserons le point Lo du MP Vésicule Biliaire, c'est-à-dire le 37VB qui enverra le trop plein d'énergie du MP Vésicule Biliaire dans le MP Foie.

Il est toutefois fréquent de rencontrer plusieurs Méridiens Principaux en déséquilibre, c'est alors que nous utiliserons la technique des Merveilleux Vaisseaux ce qui nous permettra d'obtenir des résultats sur plusieurs affections avec peu de points puisque nous utilisons seulement le point Clé du MV avec son point Couplé, puis son point d'Entrée et nous terminons par son point de Sortie.

Prenons comme exemple une personne souffrant d'un mal de dos de chaque côté de la colonne vertébrale, c'est-à-dire le long du trajet du MP Vessie. Elle est nerveuse et s'extériorise beaucoup. Son sommeil est perturbé et elle se plaint de troubles urinaires... Nous voilà en présence d'un individu qui bénéficiera grandement d'un rééquilibrage par le MV Yang Keo, c'est-à-dire la dispersion du point Clé 62V, la dispersion de son point Couplé 3IG puis la dispersion de son point de Sortie 1V (voir page 192).

4. Merveilleux Vaisseaux

Définition des Merveilleux Vaisseaux

En plus des douze Méridiens Principaux, nous disposons de huit Merveilleux Vaisseaux.

Il s'agit d'un système de sécurité et de régulation des Méridiens Principaux.

Imaginons que les Méridiens Principaux soient des fleuves et qu'en cas de pluies abondantes nous ouvrions l'écluse afin d'éviter la crue des eaux et l'inondation.

Considérons à présent que les Merveilleux Vaisseaux sont les canaux et que le point Clé est l'écluse.

Prenons l'exemple d'un cas où il y aurait, chez un sujet, un excès de yang dans plusieurs Méridiens Principaux yang (Vessie, Vésicule Biliaire, Triple Réchauffeur, Gros Intestin, Intestin Grêle et Estomac). Le tout se traduirait par de la nervosité, de l'insomnie, des crampes, des contractures, et surtout par des douleurs au dos (car le dos est très yang). Ces symptômes correspondent au Merveilleux Vaisseau Yang Keo.

Il nous reste donc à ouvrir l'écluse, c'est-à-dire à disperser le point Clé du Merveilleux Vaisseau Yang Keo, le 62V. On associera son point Couplé, le 3IG, et on terminera par son point de Sortie, le 1V. Voir, pour chaque Merveilleux Vaisseau, les points correspondants.

On se rendra alors vite compte qu'avec ces seuls points, on aura fait disparaître le mal de dos, la nervosité, l'insomnie.
Dès lors, on comprendra pourquoi ces vaisseaux ont été appelés "merveilleux". Ils sont aussi désignés comme étant les Méridiens Extraordinaires ou Méridiens Curieux; c'est tout dire.

Ces Merveilleux Vaisseaux sont donc très importants. Ils doivent être pris en considération en début de traitement s'il y a nécessité de préparer le terrain. Ensuite, on pourra ajouter les points spécifiques à une "recette", si nécessaire.

Processus du traitement par les Merveilleux Vaisseaux

Disperser le Point Clé ;
Disperser le Point Couplé ;
Tonifier le Point d'Entrée ;
Disperser le Point de Sortie
du Merveilleux Vaisseau.

Ce sont les symptômes ou le bilan énergétique qui nous guident dans le choix du Merveilleux Vaisseau.

À noter que le sujet peut présenter un ou plusieurs des symptômes cités dans les signes d'atteinte. On utilise donc le Merveilleux Vaisseau aussi bien pour le traitement d'un ou de plusieurs symptômes.

Les signes révélateurs des Merveilleux Vaisseaux

Yang Keo
Excès dans le yang.
Raideur, contracture de la colonne vertébrale.
Nervosité, insomnie, obsessions.
Tension nerveuse.
Extériorisation exagérée.
Crampes, contractures, torticolis.
Névralgies, migraines, sciatiques.
Acné, furonculose.

Yin Keo
Excès dans le yin.
Somnolence.
Frigidité.
Syndrome prémenstruel.
Énurésie.
Engourdissement, œdème.
Troubles de la prostate, cystite, urétrite.

Yang Oe
Le yang demande du secours.
Douleur sur le muscle trapèze.
Fièvre, frissons.
Réaction allergique.
Névralgie, algie rhumatismale.
Bourdonnements récents.
Surdité soudaine, otite.

Yin Oe
Le yin demande de l'aide.
Précordialgie.
Plexus solaire noué, anxiété, angoisses.
Émotivité exagérée.

Psychopathie.
Artérite.
Spasmes.
Insomnie yin.
Sexualité perturbée.

Tae Mo Blocage entre le haut et le bas.
Troubles de la circulation de retour (stase veino-lymphatique).
Ballonnements.
Lombalgie en ceinture.
Douleur à la face externe du genou et de la jambe.
Troubles hépato-vésiculaires.
Tremblements.

Tchrong Mo Troubles métaboliques (obésité, cellulite).
Troubles hormonaux (hypothyroïdie ou hyperthyroïdie).
Troubles digestifs (aérogastrie, aérocolie).
Affections gynécologiques (ovaires, utérus, prostate...).
Troubles menstruels.
Lombalgie.
Troubles Rt-F-Rn.
Douleur au genou interne.
Douleur à l'aîne.

Conception   Surcharge des MP yin.
                      Affections respiratoires.
                      Stérilité.
                      Pour faciliter l'accouchement.
                      Douleur à l'ombilic ou sur le sternum.

Gouverneur   Surcharge généralisée yang.
                      Raideur de la nuque, raideur vertébrale.
                      Névralgie cervico-brachiale.
                      Douleur sur la colonne vertébrale.
                      Névralgie intercostale.
                      Zona.
                      Arthrose cervicale.
                      Douleur sur le trajet du Vaisseau Gouverneur.
                      Fatigue générale.

MV Yang Keo

Polarité : Yang.

Description : Ce vaisseau permet d'équilibrer les méridiens yang (Vessie, Vésicule Biliaire, Triple Réchauffeur, Gros Intestin, Intestin Grêle, Estomac).

Signes d'atteinte : Mal de dos (plus particulièrement sur le MP Vessie, c'est-à-dire le long de la colonne vertébrale).
Insomnie yang.
Nervosité extérieure.
Acné du dos.
Crampes.
Sciatique.

Traitement : Dispersez les 62V, 3IG et 1V.

Point Clé :	62V
Point Couplé :	3IG
Point d'Entrée :	62V
Point de Sortie :	1V

Emplacement des points

62V : Situé dans un petit creux à 1 travers de doigt au-dessous de la malléole externe.

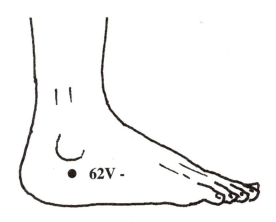

3IG : Situé sur le bord interne de la main, dans un petit creux contre la butée osseuse de l'articulation métacarpo-phalangienne, c'est-à-dire au bout du pli de flexion de la paume de la main.

1V : Situé à l'angle interne de l'oeil.

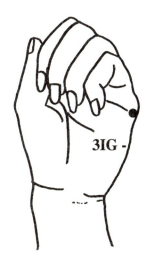
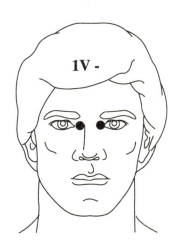

Troubles associés au MV Yang Keo

Mal de dos
de chaque côté de la colonne vertébrale
(c'est-à-dire sur le MP Vessie)

Après avoir fait les points du MV Yang Keo, c'est-à-dire les 62V -, 3IG - et 1V -, vous ajouterez les points suivants, si nécessaire :

54V -, 60V - et 67V - et vous terminerez en dispersant les points douloureux dans le dos, au besoin.

54V : Situé en plein milieu du genou postérieur.

60V : Situé derrière la malléole externe.

67V : Situé à l'angle unguéal externe du petit orteil.

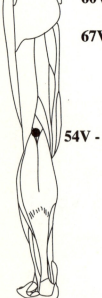

MERVEILLEUX VAISSEAUX

Troubles associés au MV Yang Keo

Insomnie
chez un individu nerveux

Après avoir fait les points du MV Yang Keo, c'est-à-dire les 62V -, 3IG - et 1V -, vous ajouterez les points suivants, si nécessaire :

9P + (s'il a le teint pâle) ou 9P - (s'il a le teint coloré), 3F -, 14F -, 40VB - et 10TR -.

9P : Situé dans la gouttière radiale, sur le pli du poignet, c'est-à-dire avant la styloïde radiale.

3F : Situé au sommet de l'angle que forment les deux premiers métatarsiens écartés.

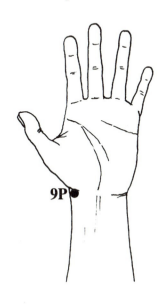
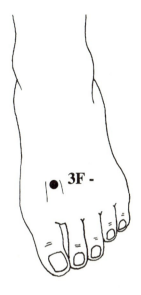

14F : Situé entre la sixième et la septième côte, sur la ligne du mamelon.

40VB : Situé sur le cou-de-pied, dans un creux, en avant de la malléole externe.

10TR : Situé au-dessus de la pointe de l'olécrane, c'est-à-dire derrière le coude, dans le creux.

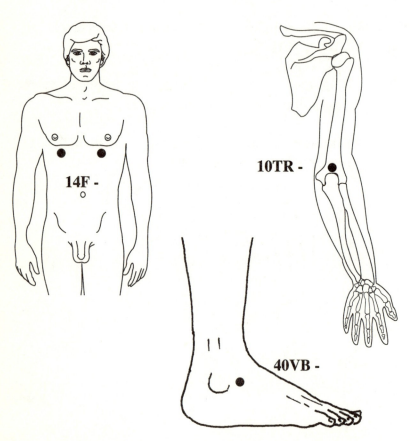

MERVEILLEUX VAISSEAUX

Troubles associés au MV Yang Keo

Nervosité ~ Agitation

Après avoir fait les points du MV Yang Keo, c'est-à-dire les 62V -, 3IG - et 1V -, vous ajouterez les points suivants, si nécessaire :

36E -, 4GI - et 3F -.

36E : Situé à 4 travers de doigts sous le genou, entre le jambier antérieur et l'extenseur commun.

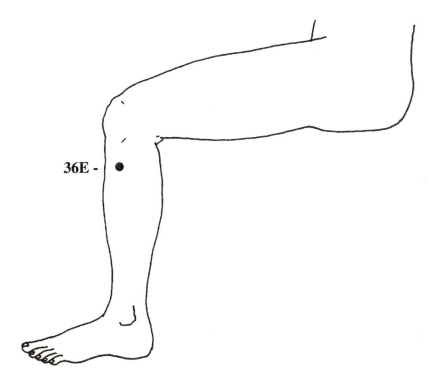

4GI : Situé dans l'angle que forment les deux premiers métacarpiens, avant et contre la base du deuxième métacarpien.

3F : Situé au sommet de l'angle que forment les deux premiers métatarsiens écartés.

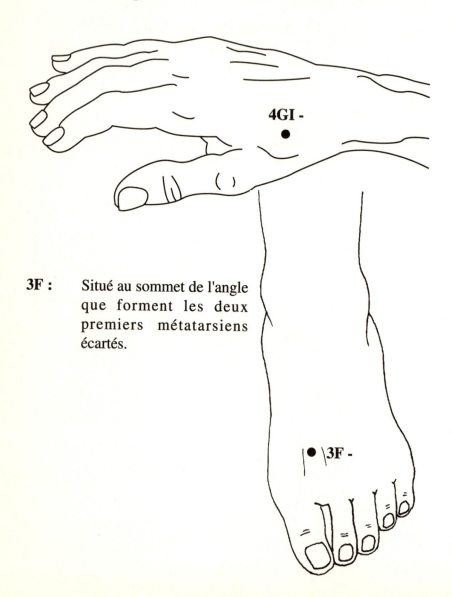

MV Yin Keo

Polarité : Yin.

Description : Ce vaisseau est tout indiqué quand il y a des troubles au niveau yin.

Signes d'atteinte : Somnolence.
Syndrome prémenstruel.
Seins douloureux avant les règles.
Affections génito-urinaires (métrite, néphrite, ovarite, cystite, rétention urinaire, prostatite, urétrite, pertes blanches).

Traitement : Dispersez les 6Rn, 7P et 1V.

Point Clé : 6Rn
Point Couplé : 7P
Point d'Entrée : 6Rn
Point de Sortie : 1V

Emplacement des points

6Rn : Situé à 1 travers de doigt sous la malléole interne.

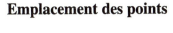

7P : Situé sur l'avant-bras, à 3 travers de doigts au-dessus du pli de flexion du poignet, dans la gouttière radiale où l'on sent battre l'artère.

1V : Situé à l'angle interne de l'oeil.

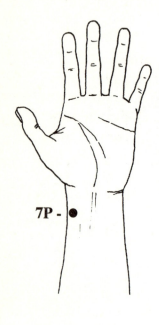

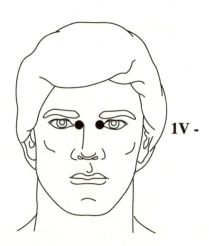

MERVEILLEUX VAISSEAUX

Troubles associés au MV Yin Keo

Cystite ~ Urétrite

Après avoir fait les points du MV Yin Keo, c'est-à-dire les 6Rn -, 7P - et 1V -, vous ajouterez les points suivants, si nécessaire :

2VC -, 3VC -, 4VC -, 27V -, 28V -, 65V -, 64V - et 60V -.

Huile essentielle conseillée : Santal de Mysore (en friction sur le bas-ventre).

2VC : Situé sur la ligne médiane du bas-ventre, au-dessus de l'os pubien.

3VC : Situé sur la ligne médiane du bas-ventre, à 1 travers de doigt au-dessus du pubis.

4VC : Situé à 1 travers de pouce au-dessus du 3VC.

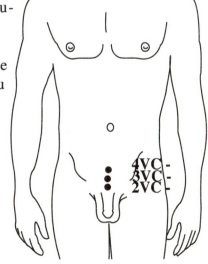

27V : Situé à 2 travers de doigts en dehors du premier trou sacré.

28V : Situé à 2 travers de doigts en dehors du deuxième trou sacré.

65V : Situé sur le bord interne du pied, juste avant l'articulation du petit orteil.

64V : Situé sur le bord interne du pied, en avant de la bosse articulaire du cinquième métatarse.

60V : Situé derrière la malléole externe.

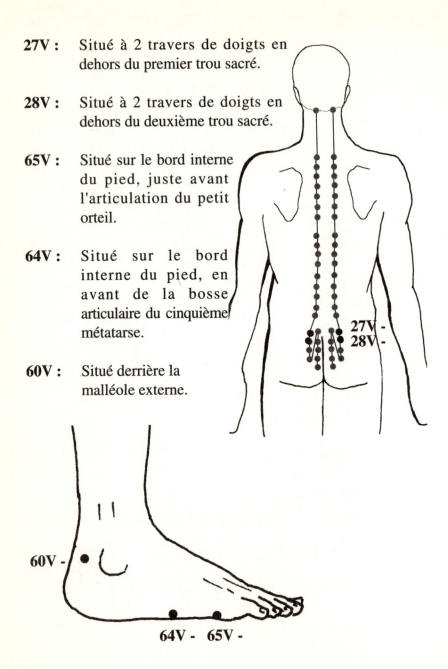

Troubles associés au MV Yin Keo

Prostatite

Après avoir fait les points du MV Yin Keo, c'est-à-dire les 6Rn -, 7P - et 1V -, vous ajouterez les points suivants, si nécessaire :

54V -, 2VC -, 3VC -, 4VC -, 67V +, 64V + et 28V +.

54V : Situé en plein milieu du genou postérieur.

2VC : Situé sur la ligne médiane du bas-ventre, au-dessus de l'os pubien.

3VC : Situé sur la ligne médiane du bas-ventre, à 1 travers de doigt au-dessus du pubis.

4VC : Situé à 1 travers de pouce au-dessus du 3VC.

67V : Situé à l'angle unguéal externe du petit orteil.

64V : Situé sur le bord interne du pied, en avant de la bosse articulaire du cinquième métatarse.

28V : Situé à 2 travers de doigts en dehors du deuxième trou sacré.

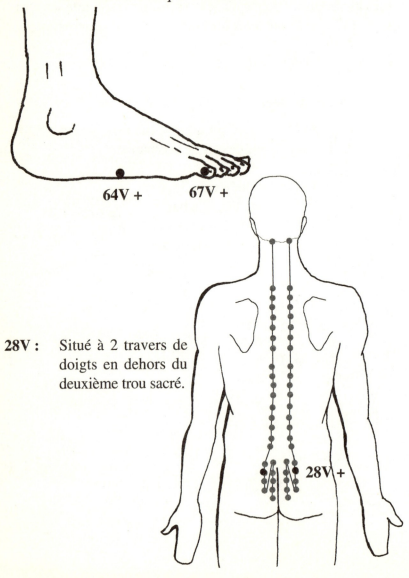

Troubles associés au MV Yin Keo

Syndrome prémenstruel

Après avoir fait les points du MV Yin Keo, c'est-à-dire les 6Rn -, 7P - et 1V -, vous ajouterez les points suivants, si nécessaire :

60V -, 3VC -, 6Rt - et 10Rt -.

60V : Situé derrière la malléole externe.

3VC : Situé sur la ligne médiane du bas-ventre, à 1 travers de doigt au-dessus du pubis.

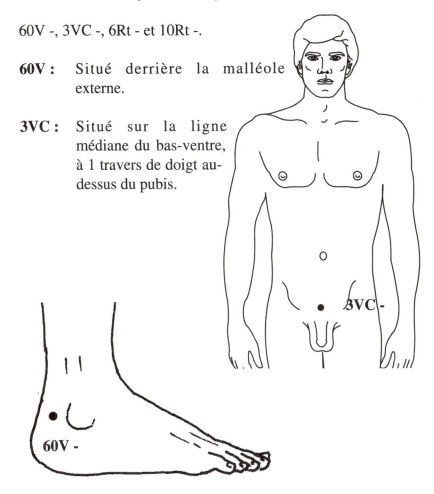

6Rt : Situé sur la face interne de la jambe, à 4 travers de doigts au-dessus de la malléole interne, dans un creux derrière le tibia.

10Rt : Situé sur le dessus de la cuisse, un peu du côté interne, à 4 travers de doigts au-dessus du genou, dans un creux.

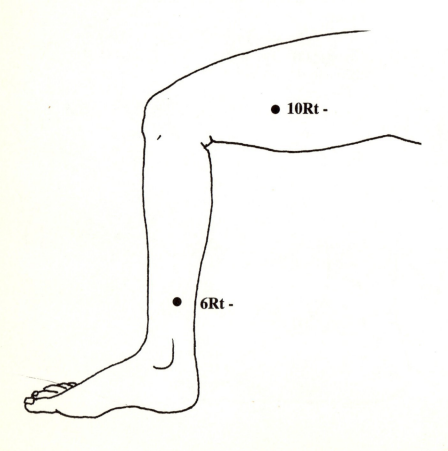

Troubles associés au MV Yin Keo

Somnolence

Après avoir fait les points du MV Yin Keo, c'est-à-dire les 6Rn -, 7P - et 1V -, vous ajouterez les points suivants, si nécessaire :

62V +, 4GI +, 36E + et 12VC +.

62V : Situé sous la malléole externe.

4GI : Situé dans l'angle que forment le deux premiers métacarpiens, avant et contre la base du deuxième métacarpien.

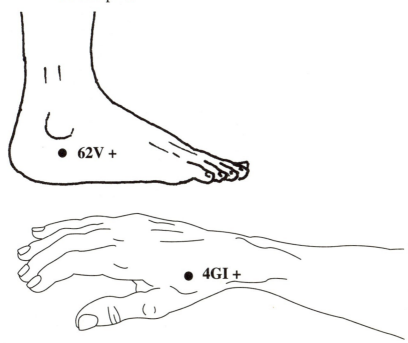

36E : Situé à 4 travers de doigts sous le genou, entre le jambier antérieur et l'extenseur commun.

12VC : Situé à mi-chemin entre l'ombilic et l'appendice xiphoïde.

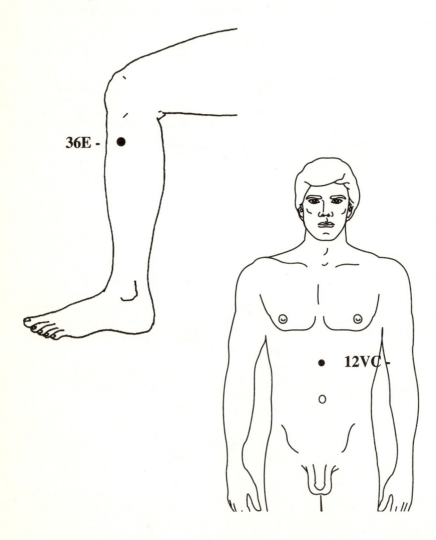

MV Yang Oe

Polarité :	Yang.
Description :	Le yang demande du secours. Le yang correspond à l'extérieur et à ce qui nous permet d'être en rapport avec l'extérieur (les articulations, les oreilles et la peau).
Signes d'atteinte :	Douleurs articulaires, en particulier au poignet (dues aux changements atmosphériques). Otite. Bourdonnements récents. Surdité soudaine. Dermatose. Allergies cutanées. Raideur de la nuque et des trapèzes.
Traitement :	Dispersez les 5TR et 41VB ; Tonifiez le 63V ; Dispersez le 14VG.
Point Clé :	5TR
Point Couplé :	41VB
Point d'Entrée :	63V
Point de Sortie :	14VG

Emplacement des points

5TR : Situé sur la face postérieure de l'avant-bras, à 2 travers de doigts au-dessus du pli de flexion du poignet.

41VB : Situé au sommet de l'angle que forment les deux derniers métatarsiens écartés.

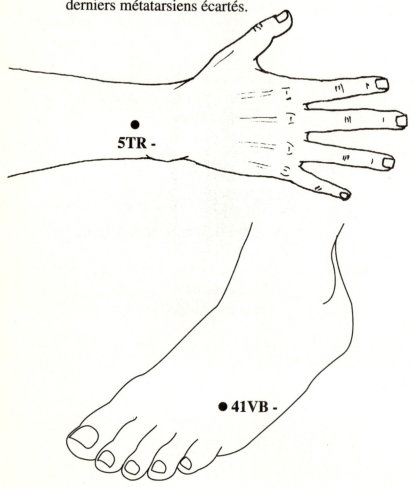

63V : Situé à 3 travers de doigts en avant et sous la malléole externe, dans un creux.

14VG : Situé dans le dos, entre la première vertèbre cervicale et la première vertèbre dorsale.

NOTE : Pour faire la différence entre les vertèbres cervicales et les vertèbres dorsales, il suffit de faire tourner la tête du sujet de côté ; les vertèbres cervicales bougent, contrairement aux vertèbres dorsales qui sont maintenues par les côtes. Le 14VG se trouve donc entre les vertèbres cervicales qui tournent et les vertèbres dorsales qui ne tournent presque pas. De plus, il y a souvent à cet emplacement la "bosse de bison" qui s'avère un excellent point de repère.

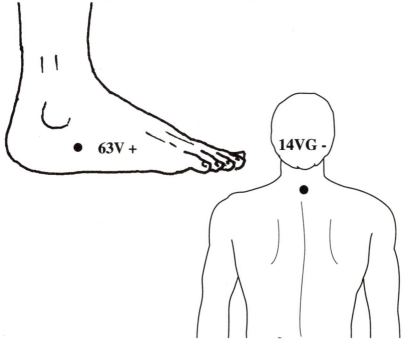

Troubles associés au MV Yang Oe

Otite

Après avoir fait les points du MV Yang Oe, c'est-à-dire les 5TR -, 41VB -, 63V + et 14VG -, vous ajouterez les points suivants, si nécessaire :

17TR -, 18TR -, 19TR - et 20TR -.
Huiles essentielles conseillées : Eucalyptus. Niaouli.
Synergie-7:RES.
En friction tout autour de l'oreille.

17 TR
18 TR
19 TR
20 TR : Tous situés dans les petits creux qui contournent la partie postérieure de l'oreille.

19TR - ● ● 20TR -
18TR - ●
17TR - ●

MERVEILLEUX VAISSEAUX

Troubles associés au MV Yang Oe

Bourdonnements d'oreille

Après avoir fait les points du MV Yang Oe, c'est-à-dire les 5TR -, 41VB -, 63V + et 14VG -, vous ajouterez les points suivants, si nécessaire :

62V -, 7MC - (s'il y a hypertension), 9MC + (s'il y a hypotension), 15V -, 23V +, 17IG -, 5IG - et 6IG -.

62V : Situé sous la malléole externe.

7MC : Situé au milieu du pli antérieur du poignet.

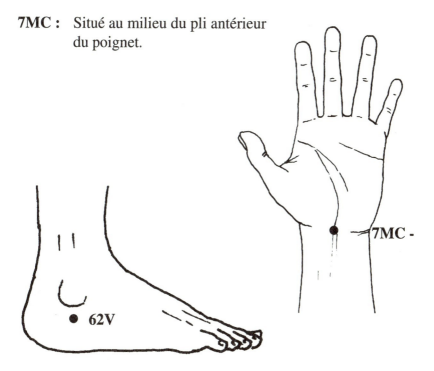

9MC : Situé à l'angle unguéal du majeur, côté index.

15V : Situé au niveau des cinquième et sixième vertèbres dorsales.

23V : Situé au niveau des deuxième et troisième vertèbres lombaires.

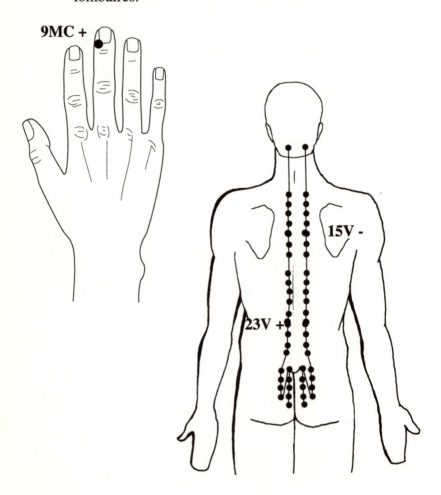

MERVEILLEUX VAISSEAUX

17IG : Situé sur la face latérale du cou, derrière l'angle inférieur de la mâchoire, devant le muscle sterno-cléido-mastoïdien.

5IG : Situé dans le creux juste sous le 4IG, de l'autre côté de l'articulation.

6IG : Situé sur le bord interne du cubitus, à son extrémité inférieure.

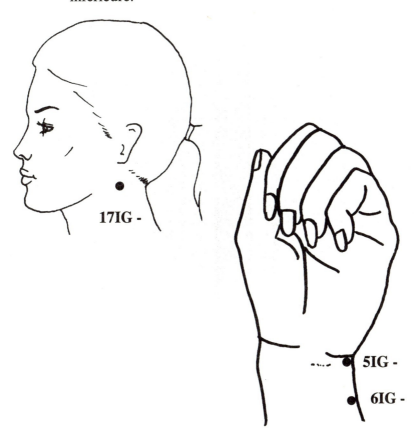

Troubles associés au MV Yang Oe

Douleur à l'épaule
sur le muscle trapèze

Après avoir fait les points du MV Yang Oe, c'est-à-dire les 5TR -, 41VB -, 63V + et 14VG -, vous ajouterez les points suivants, si nécessaire :

37E + du côté opposé à la douleur et 1TR + des 2 côtés, puis dispersez tous les points douloureux de la région de l'épaule.

37E : Situé un peu au-dessus du centre de la jambe, à 4 travers de doigts sous le 36E.

1TR : Situé à l'angle unguéal de l'annulaire, côté auriculaire.

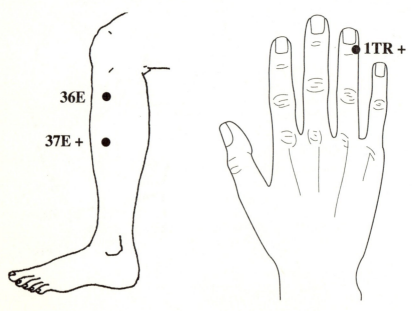

MERVEILLEUX VAISSEAUX

Troubles associés au MV Yang Oe

Arthrose cervicale

Après avoir fait les points du MV Yang Oe, c'est-à-dire les 5TR -, 41VB -, 63V + et 14VG -, vous ajouterez les points suivants, si nécessaire :

16VG -, 10V -, 11V -, 12V - et 20VB -.
Ou le Vaisseau Gouverneur (page 289).

- **16VG :** Situé sur la ligne médiane postérieure du corps, à la nuque, juste sous l'occiput.

- **10V :** Situé derrière la nuque sous les bosses occipitales.

- **11V :** Situé au niveau de la première vertèbre dorsale.

- **12V :** Situé au niveau des deuxième et troisième vertèbres dorsales.

- **20VB :** Situé derrière la nuque, sous les bosses occipitales.

L'ÉNERGIE QUI GUÉRIT

Troubles associés au MV Yang Oe

Douleur au poignet
à la face postérieure

Après avoir fait les points du MV Yang Oe, c'est-à-dire les 5TR -, 41VB -, 63V + et 14VG -, vous ajouterez les points suivants, si nécessaire :

1TR + et 4TR -.

1TR : Situé à l'angle unguéal de l'annulaire, côté auriculaire.

4TR : Situé sur le pli de la face postérieure du poignet.

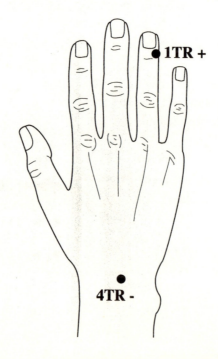

MV Yin Oe

Polarité : Yin.

Description : Le yin demande du secours.
Le yin correspond à l'intérieur, aux sentiments, au coeur, à la sexualité et au repos. L'individu est troublé par suite de contrariétés.

Signes d'atteinte : Intériorisation.
Douleur nerveuse près du coeur.
Insomnie yin.
Perte de la mémoire des mots.
Troubles de la sexualité.
Spasmes.

Traitement : Dispersez les 6MC et 4Rt ;
Tonifiez le 9Rn ;
Dispersez le 23VC.

Point Clé : 6MC
Point Couplé: 4Rt
Point d'Entrée : 9Rn
Point de Sortie : 23VC

Emplacement des points

6MC : Situé sur la face antérieure de l'avant-bras, à 3 travers de doigts au-dessus du pli du poignet, entre les deux tendons.

4Rt : Situé sur le bord interne du pied, à sa mi-hauteur, c'est-à-dire à la limite de la peau dorsale et de la peau plantaire du pied.

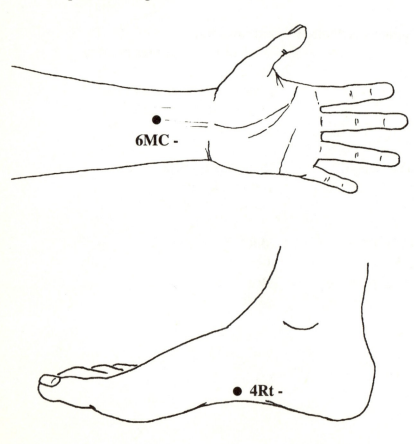

MERVEILLEUX VAISSEAUX

9Rn : Situé sur la face interne de la jambe, à 7 travers de doigts au-dessus de la malléole interne, au-dessous de la masse du mollet, dans un creux un peu à l'arrière du tibia.

23VC : Situé juste sur la ligne médiane, au-dessus de la pomme d'Adam.

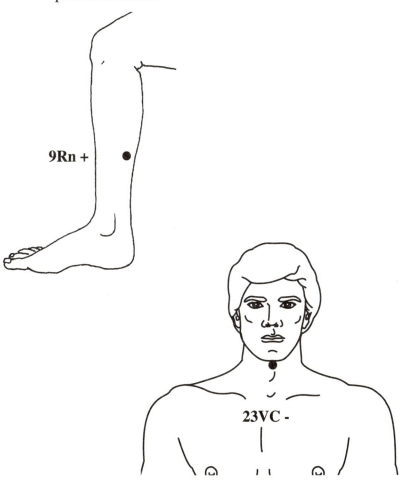

Troubles associés au MV Yin Oe

Douleur près du cœur

Après avoir fait les points du MV Yin Oe, c'est-à-dire les 6MC -, 4Rt -, 9Rn + et 23VC -, vous ajouterez les points suivants, si nécessaire :

21Rt -, 9MC +, 1Rt +, 3Rn - et 3F -.

Plante conseillée :   Angélique.

21Rt :   Situé sur le côté du thorax, dans le sixième espace intercostal, c'est-à-dire au centre.

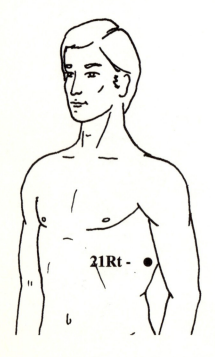

9MC :   Situé à l'angle unguéal du majeur, côté index.

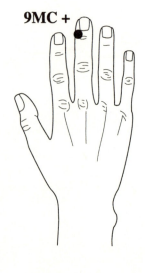

1Rt : Situé à l'angle unguéal interne du gros orteil.

3Rn : Situé juste derrière la malléole interne.

3F : Situé au sommet de l'angle que forment les deux premiers métatarsiens écartés.

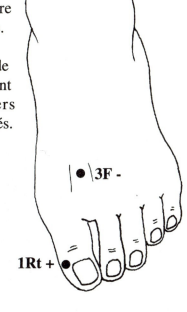

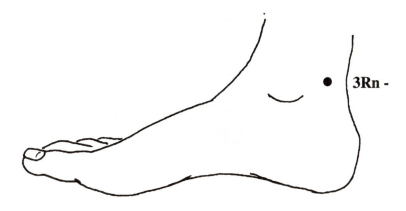

Troubles associés au MV Yin Oe

Mémoire défaillante

Après avoir fait les points du MV Yin Oe, c'est-à-dire les 6MC -, 4Rt -, 9Rn + et 23VC -, vous ajouterez les points suivants, si nécessaire :

19VG +, 20VG +, 2Rt +, 41E +, 3C +, 3IG + et 9MC +.

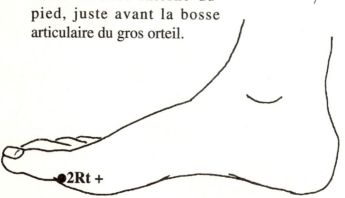

19VG : Situé au sommet du crâne au niveau de la suture des os pariéto-occipitaux.

20VG : Situé au sommet du crâne, suivant une ligne qui rejoindrait le sommet des deux oreilles.

2Rt : Situé au bord interne du pied, juste avant la bosse articulaire du gros orteil.

41E : Situé en plein centre du cou-de-pied, dans le creux entre les tendons.

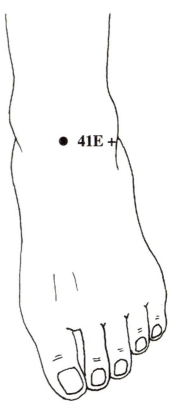

3C : Situé sur le pli de flexion interne du coude, au niveau de l'articulation des deux os.

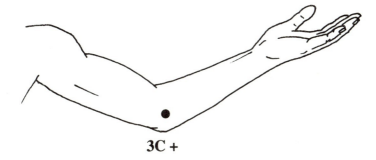

3IG : Situé juste après l'articulation métacarpo-phalangienne.

9MC : Situé à l'angle unguéal du majeur, côté index.

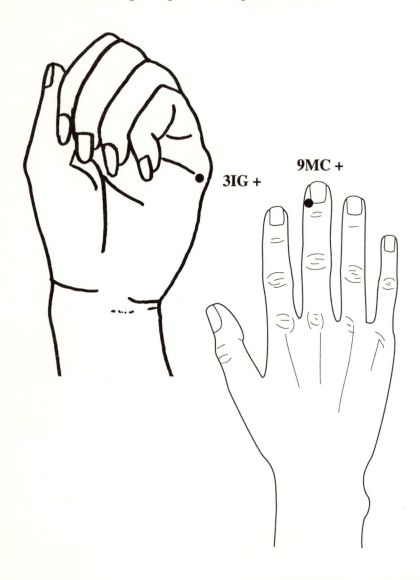

MERVEILLEUX VAISSEAUX

Troubles associés au MV Yin Oe

Sexualité affaiblie

Après avoir fait les points du MV Yin Oe, c'est-à-dire les 6MC -, 4Rt -, 9Rn + et 23VC -, vous ajouterez les points suivants, si nécessaire :

5VC +, 6VC +, 8MC +, 7Rn +, 10Rn +, 23V +, 4VG + et 8F +.

Plante conseillée : Ginseng.

5VC : Situé à 1 travers de pouce au-dessus du 4VC.

6VC : Situé à 2 travers de doigts sous l'ombilic.

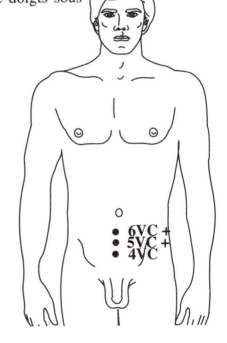

8MC : Situé en plein milieu de la paume de la main, sur le pli transversal sur la ligne de cœur.

7Rn : Situé à 2 travers de doigts au-dessus de la malléole interne, devant le tendon d'Achille.

10Rn : Situé au pli de flexion du genou.

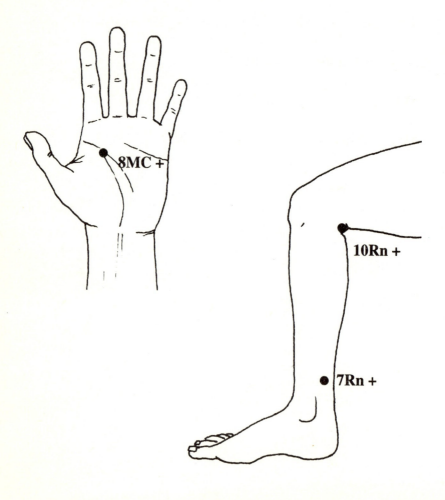

MERVEILLEUX VAISSEAUX

23V : Situé au niveau des deuxième et troisième vertèbres lombaires.

4VG : Situé dans le creux des reins, entre les deuxième et troisième vertèbres lombaires.

8F : Situé sur le pli interne de flexion du genou, contre l'articulation.

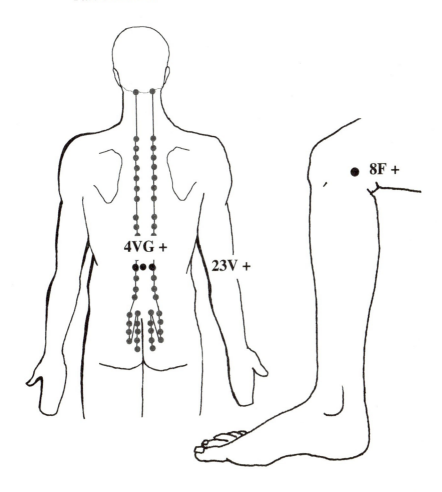

Troubles associés au MV Yin Oe

Micro-circulation lente
Maladie de Raynaud

Après avoir fait les points du MV Yin Oe, c'est-à-dire les **6MC -**, **4Rt -**, **9Rn +** et **23VC -**, vous ajouterez les points **suivants, si** nécessaire :

3C -, 32E -, 9P +, 9MC + et 3F -.

Plante conseillée : Gingko-Biloba.

3C : Situé sur le pli de flexion interne du coude, **au niveau** de l'articulation des deux os.

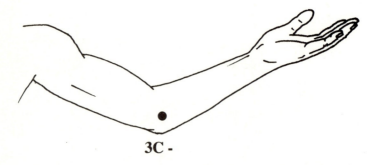

3C -

MERVEILLEUX VAISSEAUX

32E : Situé au milieu de la face antérieure de la cuisse.

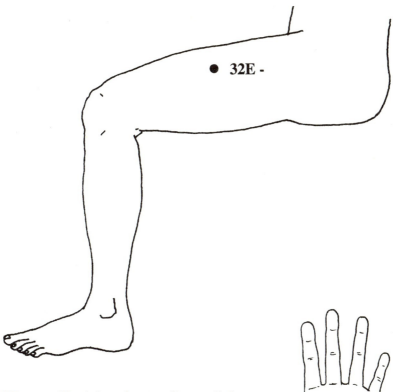

9P : Situé dans la gouttière radiale, sur le pli du poignet, c'est-à-dire avant la styloïde radiale.

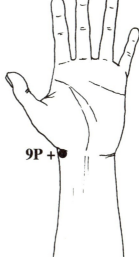

9MC : Situé à l'angle unguéal du majeur, côté index.

3F : Situé au sommet de l'angle que forment les deux premiers métatarsiens écartés.

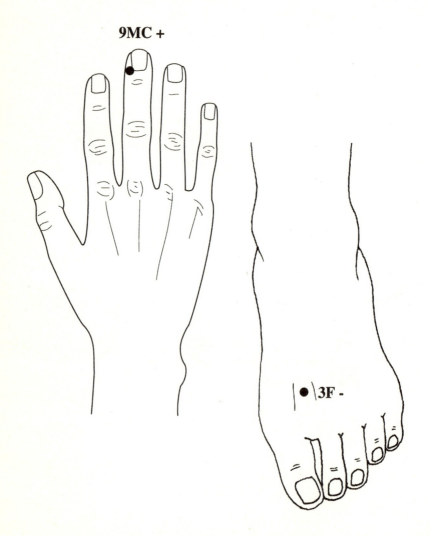

MERVEILLEUX VAISSEAUX

Troubles associés au MV Yin Oe

Spasmes du bas-ventre
par suite de contrariétés

Après avoir fait les points du MV Yin Oe, c'est-à-dire les 6MC -, 4Rt -, 9Rn + et 23VC -, vous ajouterez les points suivants, si nécessaire :

9Rt -, 36E - et 3F -.

9Rt : Situé sous le genou interne, contre l'angle osseux tibia-genou.

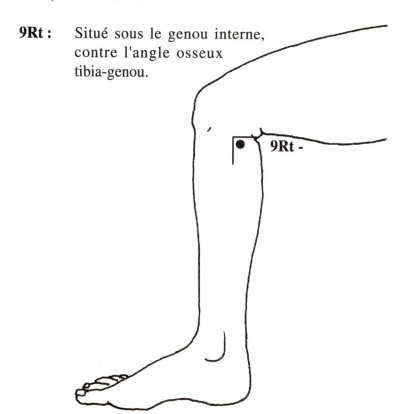

36E : Situé à 4 travers de doigts sous le genou, entre le jambier antérieur et l'extenseur commun.

3F : Situé au sommet de l'angle que forment les deux premiers métatarsiens écartés.

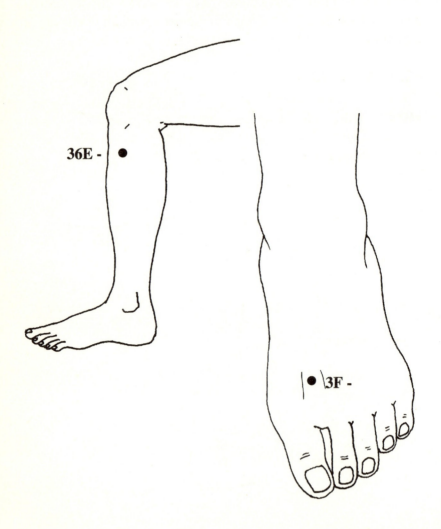

MERVEILLEUX VAISSEAUX

Troubles associés au MV Yin Oe

**Insomnie yin
chez un individu introverti
et nerveux intérieurement**

Après avoir fait les points du MV Yin Oe, c'est-à-dire les 6MC -, 4Rt -, 9Rn + et 23VC -, vous ajouterez les points suivants, si nécessaire :

9P - (si teint pâle) ou 9P + (si teint coloré), 3F -, 14F -, 40VB - et 7MC -.

9P : Situé dans la gouttière radiale, sur le pli du poignet, c'est-à-dire avant la styloïde radiale.

3F : Situé au sommet de l'angle que forment les deux premiers métatarsiens écartés.

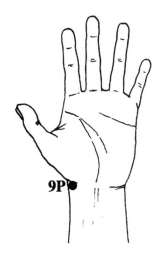
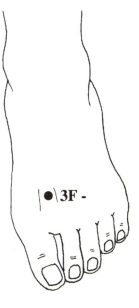

14F : Situé entre la sixième et la septième côte, sur la ligne du mamelon.

40VB : Situé sur le cou-de-pied, dans un creux, en avant de la malléole externe.

7MC : Situé au centre du pli de flexion antérieur du poignet.

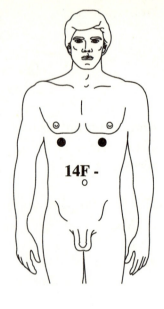
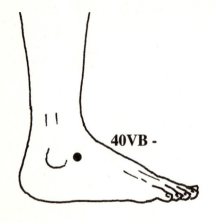
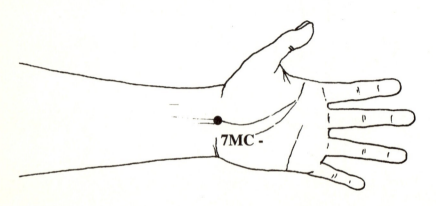

MV Tae Mo

Polarité : Yang.

Description : Ce Merveilleux Vaisseau est celui qui est le plus fréquemment utilisé car il est en rapport avec la vésicule biliaire et le foie. C'est un Merveilleux Vaisseau Ceinture. Son blocage peut créer un déséquilibre entre le haut et le bas du corps. Il en résulte souvent une circulation entravée dans les jambes, favorisant la cellulite et, plus particulièrement, la culotte de cheval. Cela peut provoquer des fourmillements dans les jambes. On note également quelques rares cas de paralysie des jambes par suite du blocage de ce Merveilleux Vaisseau. L'auteur a, pour sa part, débloqué six de ces pseudo-paralysies, en quelques minutes, dont une sur un chien-loup.

Signes d'atteinte : Lombalgie en ceinture.
Jambes lourdes.
Douleur à la hanche.
Certaines douleurs du genou, de la jambe externe et de l'épaule.
Troubles gynécologiques.
Ballonnements.
Constipation.
Fourmis dans les jambes.

Traitement : Dispersez les 41VB et 5TR ;
Tonifiez le 26VB ;
Dispersez les 27VB et 28VB.

Point Clé : 41VB
Point Couplé : 5TR
Point d'Entrée : 26VB
Point de Passage : 27VB
Point de Sortie : 28VB

Emplacement des points

41VB : Situé au sommet de l'angle que forment les **deux** derniers métatarsiens écartés.

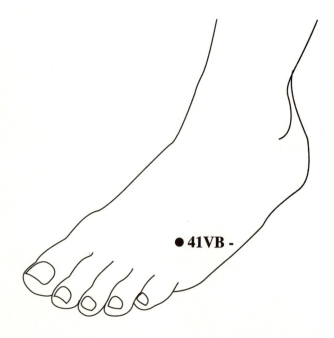

MERVEILLEUX VAISSEAUX

5TR : Situé sur la face postérieure de l'avant-bras, à 2 travers de doigts au-dessus du pli de flexion du poignet.

26VB : Situé sur les côtés du ventre, au même niveau que l'ombilic, entre la base des côtes et la crête iliaque de la hanche.

27VB : Situé au-dessus de l'épine iliaque antéro-supérieure (os de la hanche).

28VB : Situé au-dessous de l'épine iliaque antéro-supérieure (os de la hanche).

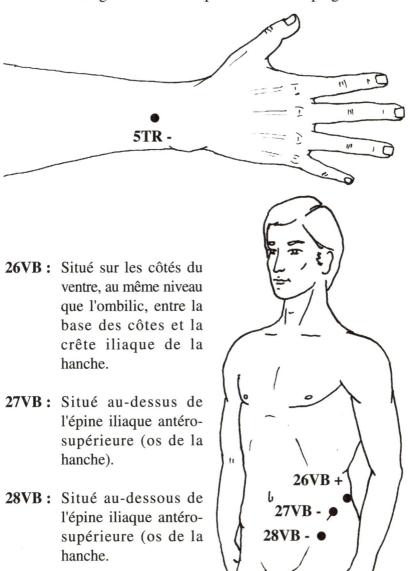

Troubles associés au MV Tae Mo

Lombalgie en ceinture

Après avoir fait les points du MV Tae Mo, c'est-à-dire les 41VB -, 5TR -, 26VB +, 27VB - et 28VB -, vous ajouterez les points suivants, si nécessaire :

54V -, 60V - et 67V -.

54V : Situé en plein milieu du genou postérieur.

60V : Situé derrière la malléole externe.

67V : Situé à l'angle unguéal externe du petit orteil.

MERVEILLEUX VAISSEAUX

Troubles associés au MV Tae Mo

Douleur à la hanche

Après avoir fait les points du MV Tae Mo, c'est-à-dire les 41VB -, 5TR -, 26VB +, 27VB - et 28VB -, vous ajouterez les points suivants, si nécessaire :

Côté non douloureux :   44VB +, 43VB +, 1F + et 8F + ;
Côté douloureux :   5F -, 30VB -, 1VB - ;
   puis 20VG -.

44 VB : Situé à l'angle unguéal externe du quatrième orteil.

43VB : Situé dans le dernier espace interdigital.

1F : Situé à l'angle externe du gros orteil.

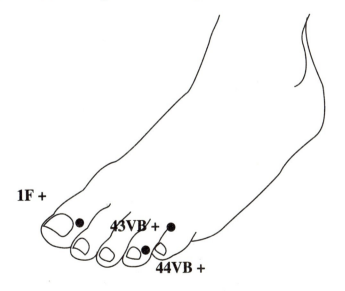

8F : Situé sur le pli interne de flexion du genou, contre l'articulation.

5F : Situé dans un petit creux sur la face interne du tibia, à 5 travers de doigts au-dessus de la malléole interne.

30VB : Situé derrière le grand trochanter, cette bosse osseuse que l'on sent dans la fesse, plus particulièrement durant la rotation du membre inférieur.

1VB : Situé à l'angle externe de l'œil.

20VG : Situé au sommet du crâne, suivant une ligne qui rejoindrait le sommet des deux oreilles.

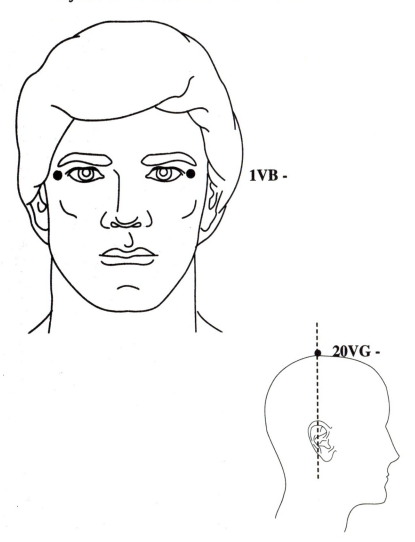

Troubles associés au MV Tae Mo

Douleur aux deux hanches

Après avoir fait les points du MV Tae Mo, c'est-à-dire les 41VB -, 5TR -, 26VB +, 27VB - et 28VB -, vous ajouterez les points suivants, si nécessaire :

30VB -, 54V -, 60V -, 8Rn -.

30VB : Situé derrière le grand trochanter, cette bosse osseuse que l'on sent dans la fesse, plus particulièrement durant la rotation du membre inférieur.

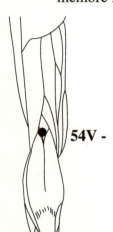

54V -

54V : Situé en plein milieu du genou postérieur.

30VB -

MERVEILLEUX VAISSEAUX

60V :   Situé derrière la malléole externe.

8Rn :   Situé à côté et en avant du 7Rn, sur le bord du tibia.

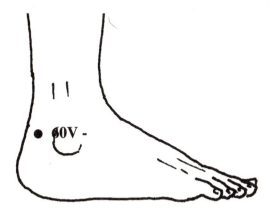

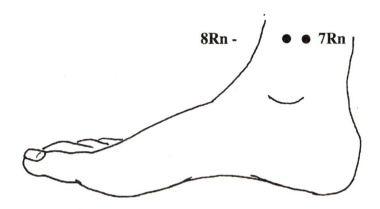

Troubles associés au MV Tae Mo

Douleur ou enflure des genoux du côté externe

Après avoir fait les points du MV Tae Mo, c'est-à-dire les 41VB -, 5TR -, 26VB +, 27VB - et 28VB -, vous ajouterez les points suivants, si nécessaire :

45E +, 1Rt +, 1F +, 44VB +, 34VB + ; puis dispersez tous les points douloureux autour des genoux.

45E : Situé à l'angle unguéal du deuxième orteil, côté du troisième.

1Rt : Situé à l'angle unguéal interne du gros orteil.

1F : Situé à l'angle externe du gros orteil.

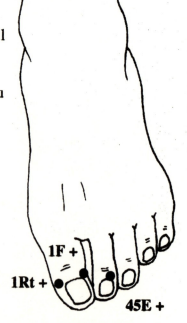

44 VB : Situé à l'angle unguéal externe du quatrième orteil.

34VB : Situé sous le genou externe, en-dessous de la tête du péroné, cette petite bosse osseuse que l'on sent juste sous le genou, un peu en arrière.

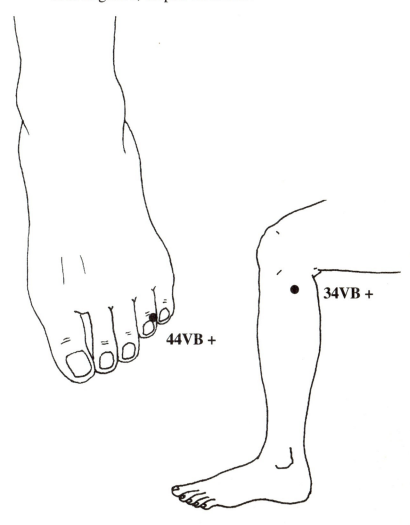

Troubles associés au MV Tae Mo

Mauvaise circulation dans les jambes

Après avoir fait les points du MV Tae Mo, c'est-à-dire les 41VB -, 5TR -, 26VB +, 27VB - et 28VB -, vous ajouterez les points suivants, si nécessaire :

32E -, 36E -, 5Rt -, 6Rt -, 10Rt -, 1F +, 2F - et 3F -.

32E : Situé au milieu de la face antérieure de la cuisse.

36E : Situé à 4 travers de doigts sous le genou, entre le jambier antérieur et l'extenseur commun.

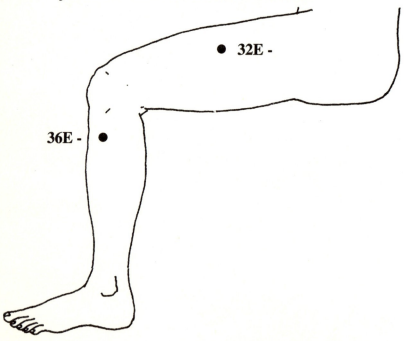

5Rt : Situé en avant de la malléole interne, sur le cou-de-pied, à l'intérieur du tendon du jambier antérieur, dans le creux qui se forme lorsque le pied est porté vers l'intérieur.

6Rt : Situé sur la face interne de la jambe, à 4 travers de doigts au-dessus de la malléole interne, dans un creux derrière le tibia.

10Rt : Situé sur le dessus de la cuisse, un peu du côté interne, à 4 travers de doigts au-dessus du genou, dans un creux.

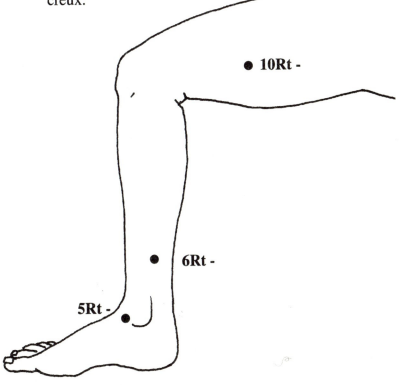

1F : Situé à l'angle externe du gros orteil.

2F : Situé dans le premier espace interdigital.

3F : Situé au sommet de l'angle que forment les deux premiers métatarsiens écartés.

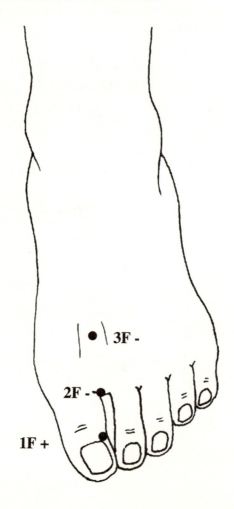

Troubles associés au MV Tae Mo

Ballonnements

Après avoir fait les points du MV Tae Mo, c'est-à-dire les 41VB -, 5TR -, 26VB +, 27VB - et 28VB -, vous ajouterez les points suivants, si nécessaire :

5Rt +, 3GI - et 36E +.

5Rt : Situé en avant de la malléole interne, sur le cou-de-pied, à l'intérieur du tendon du jambier antérieur, dans le creux qui se forme lorsque le pied est porté vers l'intérieur.

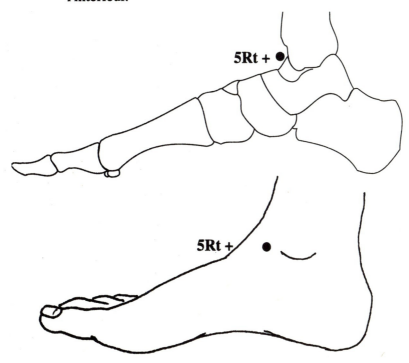

3GI : Situé juste après l'articulation métacarpo-phalangienne, sur le bord interne.

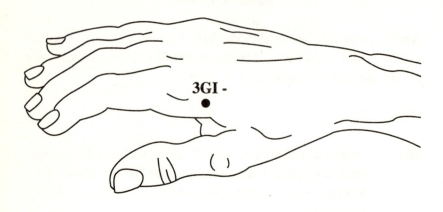

36E : Situé à 4 travers de doigts sous le genou, entre le jambier antérieur et l'extenseur commun.

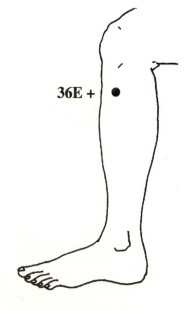

Troubles associés au MV Tae Mo

Constipation spasmodique

Après avoir fait les points du MV Tae Mo, c'est-à-dire les 41VB -, 5TR -, 26VB +, 27VB - et 28VB -, vous ajouterez les points suivants, si nécessaire :

4GI -, 2GI - (sauf au printemps), 25E - et 6TR -.

4GI : Situé dans l'angle que forment les deux premiers métacarpiens, avant et contre la base du deuxième métacarpien.

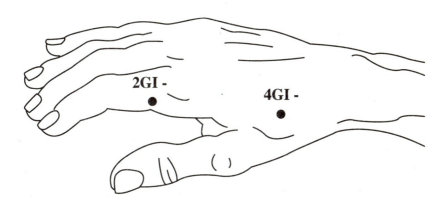

2GI : Situé juste avant l'articulation métacarpo-phalangienne, sur le bord interne de l'index.

25E : Situé à 3 travers de doigts en dehors de l'ombilic.

6TR : Situé à 3 travers de doigts au-dessus du pli de flexion du poignet, face postérieure, entre les 2 os de l'avant-bras.

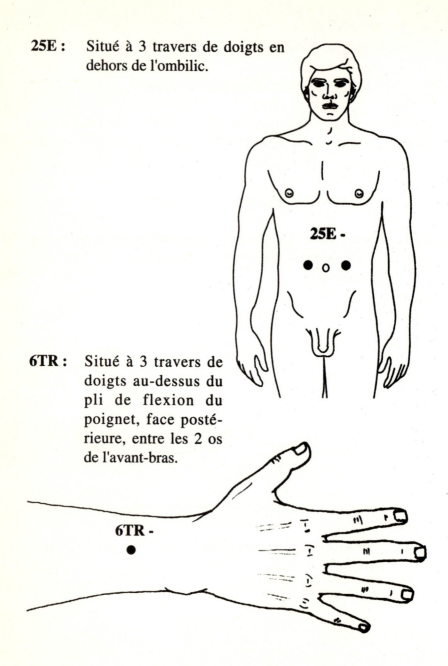

MV Tchrong Mo

Polarité : Yin.

Description : Merveilleux Vaisseau, également très employé.
Il peut éviter bon nombre de troubles gynécologiques, tels ceux des règles, les kystes ovaro-mammaires et les fibromes.
Il aide aussi à régulariser les phénomènes hormonaux et, plus particulièrement, thyroïdiens.

Il est en rapport avec les MP Rt, F et Rn.

Signes d'atteinte : Aménorrhée.
Nausées avec douleurs au coeur.
Hypothyroïdie.
Hyperthyroïdie.
Aérogastrie, aérocolie, météorisme.
Ballonnements.
Congestion du petit bassin.
Constipation ou diarrhée.
Douleur à l'aine (peut prévenir les hernies et les descentes d'organes).
Douleur à la face interne des genoux et au gros orteil.
Troubles digestifs.
Énurésie.
Stérilité.
Troubles gynécologiques.
Hystérectomie.

Traitement :   Dispersez les 4Rt et 6MC;
Tonifiez le 11Rn;
Dispersez le 21Rn.

Point Clé :   4Rt
Point Couplé :   6MC
Point d'Entrée :   11Rn
Point de Sortie :   21Rn

Emplacement des points

4Rt : Situé sur le bord interne du pied, à mi-hauteur, c'est-à-dire à la limite de la peau dorsale et de la peau plantaire du pied.

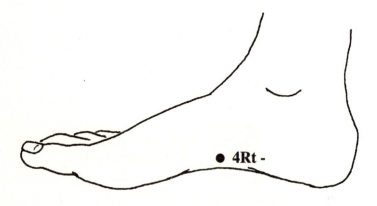

6MC : Situé sur la face antérieure de l'avant-bras, à 3 travers de doigts au-dessus du pli du poignet, entre les deux tendons.

MERVEILLEUX VAISSEAUX

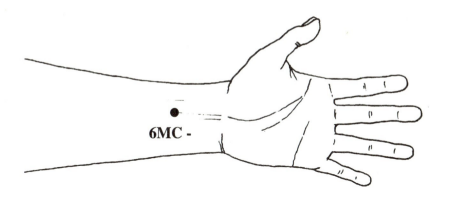

11Rn : Situé juste au-dessus du pubis, de chaque côté de la ligne médiane, les deux points séparés de 3 travers de doigts.

21Rn : Situé sous les côtes, les deux points séparés de 3 travers de doigts.

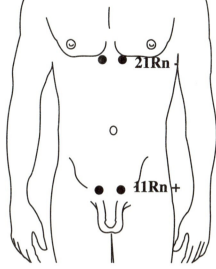

Troubles associés au MV Tchrong Mo

Règles en retard ou insuffisantes

Après avoir fait les points du MV Tchrong Mo, c'est-à-dire les 4Rt -, 6MC -, 11Rn + et 21Rn -, vous ajouterez les points suivants, si nécessaire :

6Rt -, 10Rt -, 4GI +, 1F +, 8F +, 14F + et 18V +.

6Rt : Situé sur la face interne de la jambe, à 4 travers de doigts au-dessus de la malléole interne, dans un creux derrière le tibia.

10Rt : Situé sur le dessus de la cuisse, un peu du côté interne, à 4 travers de doigts au-dessus du genou, dans un creux.

4GI : Situé dans l'angle que forment les deux premiers métacarpiens, avant et contre la base du deuxième métacarpien.

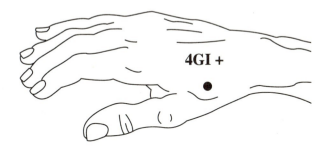

1F : Situé à l'angle externe du gros orteil.

8F : Situé sur le pli interne de flexion du genou, contre l'articulation.

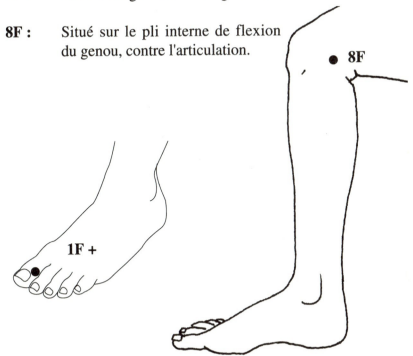

14F : Situé entre la sixième et la septième côte, sur la ligne du mamelon.

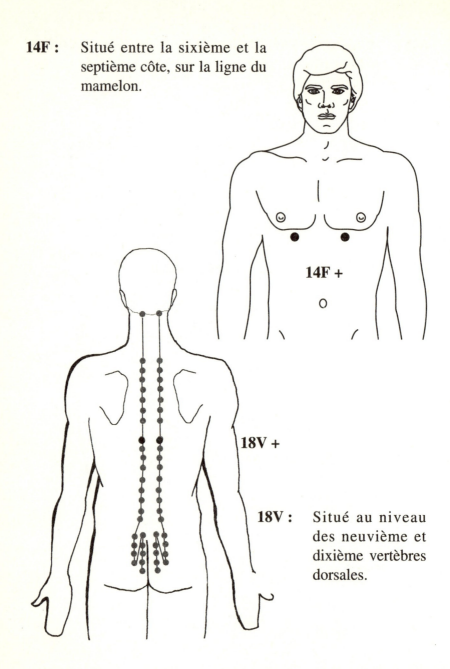

14F +

18V +

18V : Situé au niveau des neuvième et dixième vertèbres dorsales.

MERVEILLEUX VAISSEAUX

Troubles associés au MV Tchrong Mo

Règles trop abondantes

Après avoir fait les points du MV Tchrong Mo, c'est-à-dire les 4Rt -, 6MC -, 11Rn + et 21Rn -, vous ajouterez les points suivants, si nécessaire :

6Rt +, 4GI -, 2F - et 3F -.

6Rt : Situé sur la face interne de la jambe, à 4 travers de doigts au-dessus de la malléole interne, dans un creux derrière le tibia.

4GI : Situé dans l'angle que forment les deux premiers métacarpiens, avant et contre la base du deuxième métacarpien.

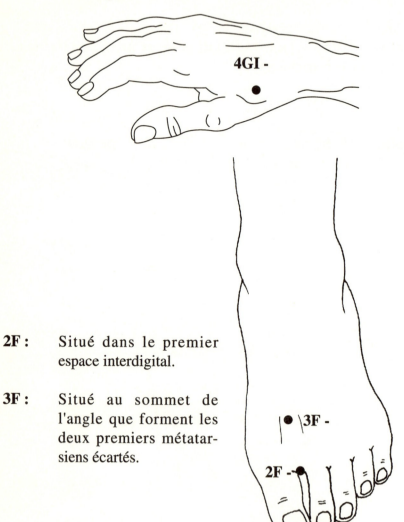

2F : Situé dans le premier espace interdigital.

3F : Situé au sommet de l'angle que forment les deux premiers métatarsiens écartés.

Troubles associés au MV Tchrong Mo

Hypothyroïdie

Après avoir fait les points du MV Tchrong Mo, c'est-à-dire les 4Rt -, 6MC -, 11Rn + et 21Rn -, vous ajouterez les points suivants, si nécessaire :

22VC + et 23VC +.

Oligo-élément conseillé : Iode.

22VC : Situé dans le creux au-dessus de la fourchette sternale.

23VC : Situé au-dessus de la pomme d'Adam.

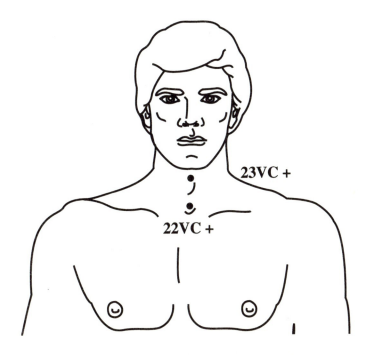

Troubles associés au MV Tchrong Mo

Douleur au bas-ventre

Après avoir fait les points du MV Tchrong Mo, c'est-à-dire les 4Rt -, 6MC -, 11Rn + et 21Rn -, vous ajouterez les points suivants, si nécessaire :

9Rt -, 1F +, 2F - et 3F -.

9Rt : Situé sous le genou interne, contre l'angle osseux tibia-genou.

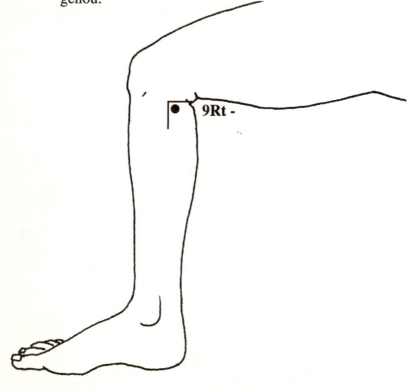

MERVEILLEUX VAISSEAUX

1F : Situé à l'angle externe du gros orteil.

2F : Situé dans le premier espace inter-digital.

3F : Situé au sommet de l'angle que forment les deux premiers métatarsiens écartés.

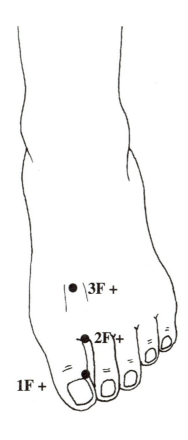

Troubles associés au MV Tchrong Mo

Diarrhée

Après avoir fait les points du MV Tchrong Mo, c'est-à-dire les 4Rt -, 6MC -, 11Rn + et 21Rn -, vous ajouterez les points suivants, si nécessaire :

37E +, 4GI + et 25E +.

37E : Situé un peu au-dessus du centre de la jambe, à 4 travers de doigts sous le 36E.

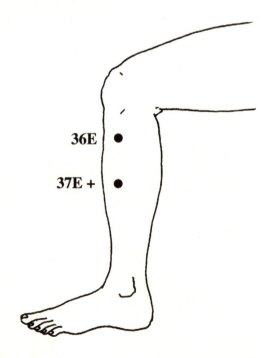

MERVEILLEUX VAISSEAUX

4GI : Situé dans l'angle que forment les deux premiers métacarpiens, avant et contre la base du deuxième métacarpien.

25E : Situé à 3 travers de doigts en dehors de l'ombilic.

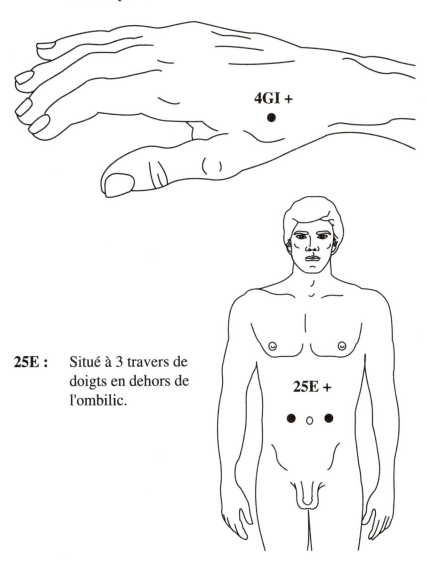

Troubles associés au MV Tchrong Mo

Douleur à la face interne des genoux

Après avoir fait les points du MV Tchrong Mo, c'est-à-dire les 4Rt -, 6MC -, 11Rn + et 21Rn -, vous ajouterez les points suivants, si nécessaire :

1Rt +, 2Rt +, 1F +, 2F +, 1Rn +, 3Rn + et la dispersion des points douloureux autour des genoux.

1Rt : Situé à l'angle unguéal interne du gros orteil.

2Rt : Situé au bord interne du pied, juste avant la bosse articulaire du gros orteil.

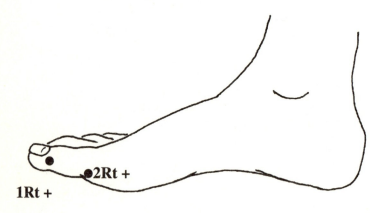

1F : Situé à l'angle externe du gros orteil.

2F : Situé dans le premier espace interdigital.

MERVEILLEUX VAISSEAUX

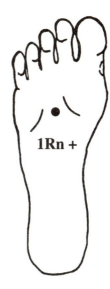

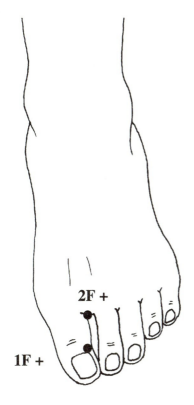

1Rn : Situé sous le pied, entre les deux masses musculaires.

3Rn : Situé juste derrière la malléole interne.

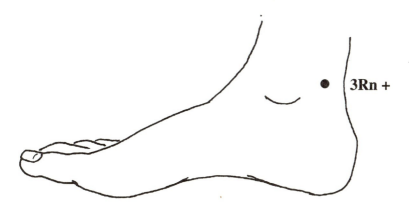

MV Conception

Polarité : Yin.

Description : C'est la mer des MP yin.
Tout comme le Vaisseau Gouverneur, le Vaisseau Conception, en plus d'être un Merveilleux Vaisseau avec son Point Clé d'ouverture, dispose d'une série de points propres sur son trajet.
Il est médian, donc unilatéral.

Signes d'atteinte : Troubles de la conception (stérilité).
Affections respiratoires (toux, asthme, sinusite, laryngite, rhume des foins, éternuements).
Brûlures.
Coup de soleil.
Allergie.

Traitement : Dispersez les 7P, 6Rn, 1VC et 24VC.

Point Clé : 7P
Point Couplé : 6Rn
Point d'Entrée : 1VC
Point de Sortie : 24VC

MERVEILLEUX VAISSEAUX

Emplacement des points

7P : Situé dans un creux, à 3 travers de doigts au-dessus du pli de flexion du poignet, juste avant la styloïde radiale.

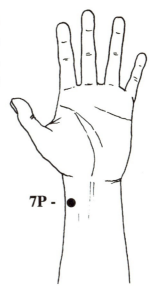

6Rn : Situé dans un creux juste sous la malléole interne.

1VC : Situé sur le plancher pelvien, entre sexe et anus.

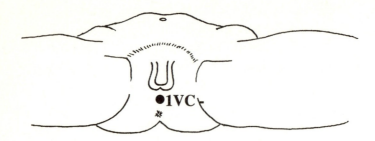

24VC : Situé dans un creux entre la pointe du menton et la lèvre inférieure.

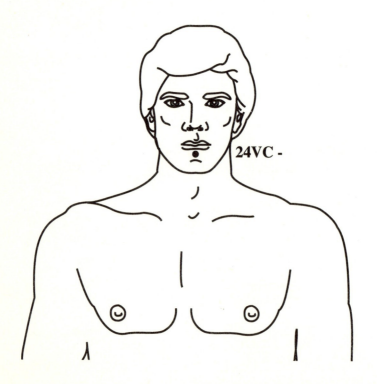

Troubles associés au MV Conception

Stérilité

Faire en alternance les MV Conception et Tchrong Mo une fois tous les 15 jours, c'est-à-dire 2 fois par mois en laissant une semaine s'écouler entre les MV Conception et Tchrong Mo.

Points spécifiques à ajouter au MV Conception, c'est-à-dire les 7P -, 6Rn -, 1VC - et 24VC - (une fois tous les quinze jours) :

5VC +, 6VC +, 4VG +, 23V +, 9Rn +, 30E + et 2VC + (une fois tous les 15 jours).

5VC : Situé à 1 travers de pouce au-dessus du 4VC.

6VC : Situé à 2 travers de doigts sous l'ombilic.

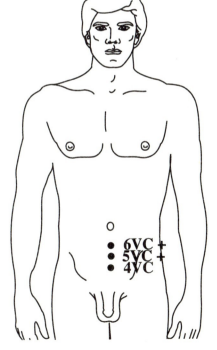

4VG : Situé dans le creux des reins, entre les deuxième et troisième vertèbres lombaires.

23V : Situé au niveau des deuxième et troisième vertèbres lombaires.

9Rn : Situé sur la face interne de la jambe, à 7 travers de doigts au-dessus de la malléole interne, au-dessous de la masse du mollet, dans un creux à 3 travers de doigts en arrière du tibia.

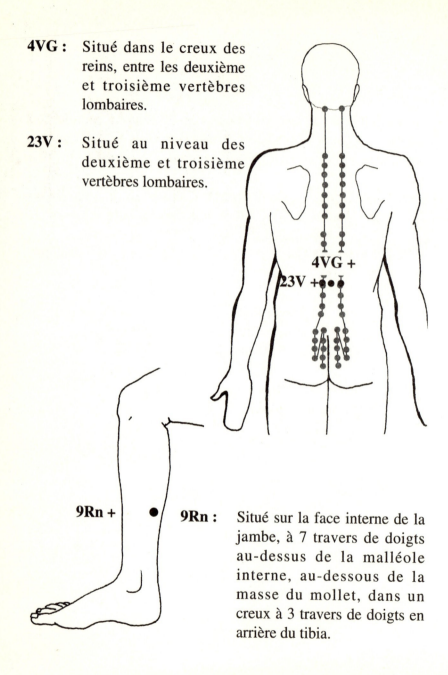

MERVEILLEUX VAISSEAUX

30E : Situé au-dessus du pubis, à 3 travers de doigts de la ligne médiane.

2VC : Situé au-dessus de l'os pubien.

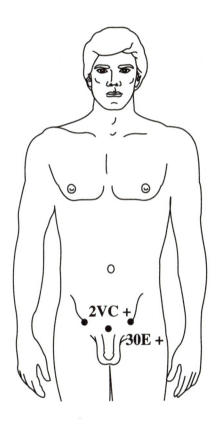

Troubles associés au MV Conception

Stérilité (suite)

Faire en alternance les MV Conception et Tchrong Mo une fois tous les 15 jours, c'est-à-dire 2 fois par mois en laissant une semaine s'écouler entre les MV Conception et Tchrong Mo.

Points spécifiques à ajouter au MV Tchrong Mo, c'est-à-dire les 6MC -, 4Rt -, 11Rn + et 21Rn - (une fois tous les 15 jours en alternance avec les points spécifiques de la page 255) :

6Rt +, 1F +, 8F +, 14F +, 18V + et 9Rn +.

6Rt : Situé sur la face interne de la jambe, à 4 travers de doigts au-dessus de la malléole interne, dans un creux derrière le tibia.

1F : Situé à l'angle externe du gros orteil.

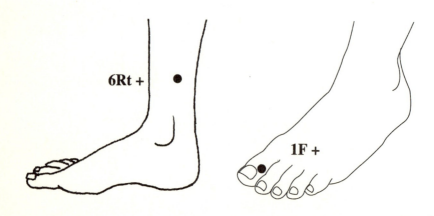

MERVEILLEUX VAISSEAUX

8F : Situé sur le pli interne de flexion du genou, contre l'articulation.

14F : Situé entre la sixième et la septième côte, sur la ligne du mamelon.

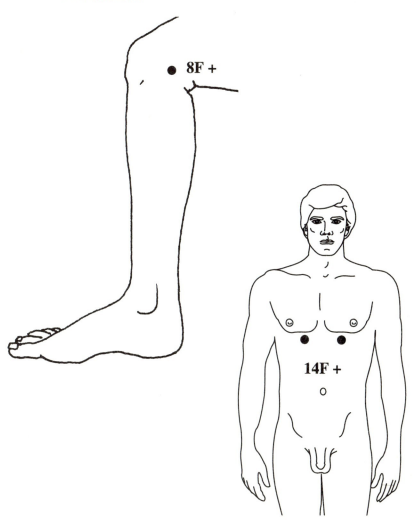

18V : Situé au niveau des neuvième et dixième vertèbres dorsales.

9Rn : Situé sur la face interne de la jambe, à 7 travers de doigts au-dessus de la malléole interne, au-dessous de la masse du mollet, dans un creux un peu en arrière du tibia.

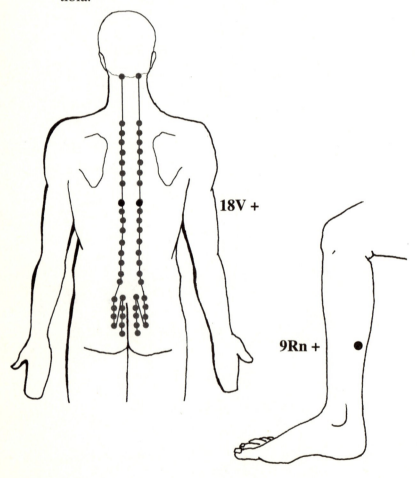

MERVEILLEUX VAISSEAUX

Troubles associés au MV Conception

Toux ~ Asthme

Après avoir fait les points du MV Conception, c'est-à-dire les 7P -, 6Rn -, 1VC - et 24VC -, vous ajouterez les points suivants, si nécessaire :

22VC -, 13V - et 17VC +.

22VC : Situé dans le creux au-dessus de la fourchette sternale.

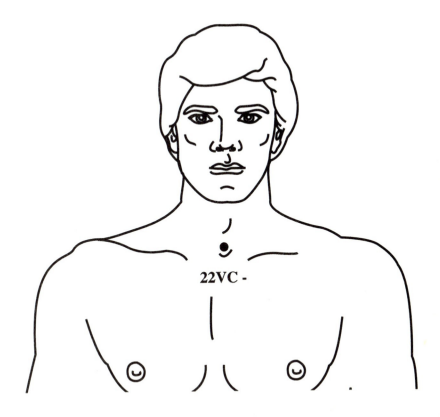

22VC -

13V : Situé au niveau des troisième et quatrième vertèbres dorsales.

17VC : Situé sur le sternum entre les seins.

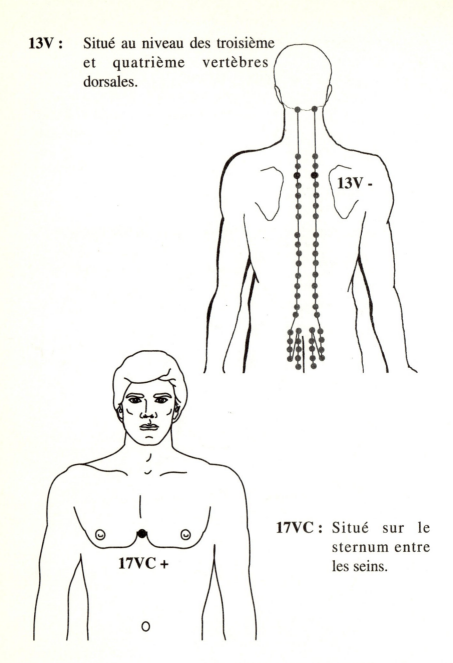

Troubles associés au MV Conception

Allergie ~ **Rhume des Foins** ~ Éternuements

Après avoir fait les points du MV Conception, c'est-à-dire les 7P -, 6Rn -, 1VC - et 24VC -, vous ajouterez les point suivants, si nécessaire :

5P -, 12V -, 4GI -, 7Rn + et 8F +.

5P : Situé au milieu du pli de flexion du coude, contre le tendon du biceps.

12V : Situé au niveau des deuxième et troisième vertèbres dorsales.

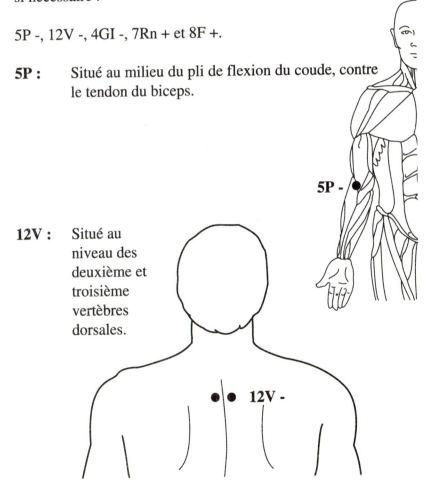

4GI : Situé dans l'angle que forment les deux premiers métacarpiens, avant et contre la base du deuxième métacarpien.

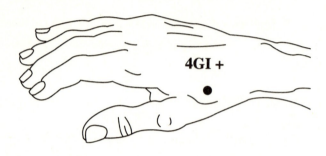

7Rn : Situé à 2 travers de doigts au-dessus de la malléole interne, devant le tendon d'Achille.

8F : Situé sur le pli interne de flexion du genou, contre l'articulation.

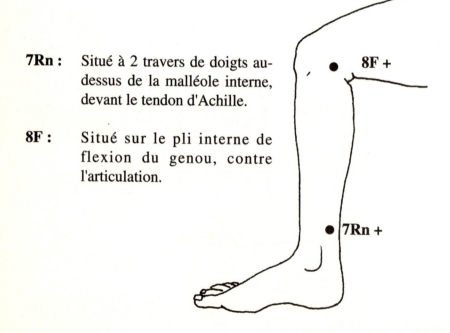

MERVEILLEUX VAISSEAUX

Troubles associés au MV Conception

Brûlures ~ Coup de soleil

Après avoir fait les points du MV Conception, c'est-à-dire les 7P -, 6Rn -, 1VC - et 24VC -, vous ajouterez les points suivants, si nécessaire :

39VB +, 6Rt + et dispersion de tous les points autour de la région atteinte.

39VB : Situé à 2 travers de doigts au-dessus de la malléole externe, sur le péroné.

6Rt : Situé sur la face interne de la jambe, à 4 travers de doigts au-dessus de la malléole interne, dans un creux derrière le tibia.

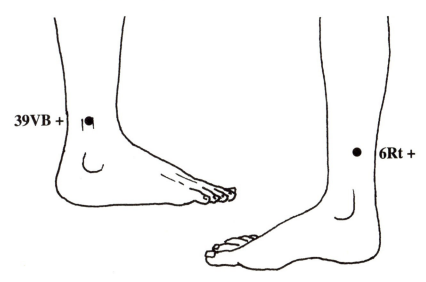

Vaisseau Conception

Polarité : Yin.

Trajet : Le Vaisseau Conception commence entre sexe et anus, passe par l'ombilic, le sternum, puis se termine sur le carré du menton.

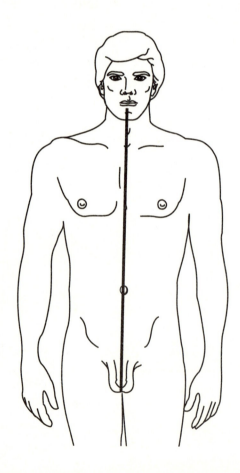

1VC : *Point d'Entrée*
Situé sur le plancher pelvien, entre sexe et anus.
Hémorroïdes (-).
Démangeaisons vulvo-anales (-).

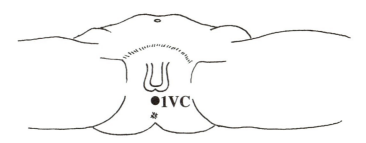

2VC : Situé au-dessus de l'os pubien. A une action sur les troubles gynécologiques.

3VC : *Point Mo de la Vessie*
Situé sur la ligne médiane du bas-ventre, à 1 travers de doigt au-dessus du pubis.
Cystite (-).
Incontinence (+).

4VC : *Point Mo de l'Intestin Grêle*
Situé à 1 travers de pouce au-dessus du 3VC.
Colite (-).
Défaut d'assimilation (+).

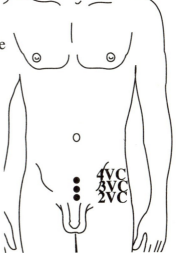

5VC : *Point Mo du Triple Réchauffeur Inférieur*
Situé à 1 travers de pouce au-dessus du 4VC.
Stimulant sexuel (+).

6VC : *Point-Maître de l'Énergie*
Situé à 2 travers de doigts sous l'ombilic.
Pour redonner du tonus (+, le matin de préférence.)

8VC : Situé au niveau de l'ombilic.
Ronflement (+ ou, mieux encore, chauffer).

9VC : Situé à 1 travers de doigt au-dessus de l'ombilic.
Répartit l'eau dans l'organisme.

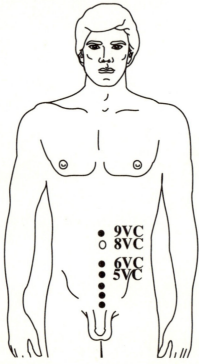

12VC : *Point Mo du Triple Réchauffeur Moyen et de l'Estomac*
Situé à mi-chemin entre l'ombilic et l'appendice xiphoïde.
Point Central favorisant la digestion et l'équilibre.
Renforce l'organisme.
Redonne de l'énergie après une fatigue ou pendant une convalescence.
Digestion lente (+).
Fatigue (+).
Crampes et brûlures d'estomac (-).

14VC : *Point Mo du Coeur*
Situé à 6 travers de doigts au-dessus de l'ombilic et à 1 travers de doigt sous le sternum.
Anxiété (+).
Tachycardie (-).

15VC : *Point du Plexus Solaire*
Situé sous la pointe du sternum.
Spasmes du plexus solaire (-).

17VC : *Point Mo du Triple Réchauffeur Supérieur*
Situé sur le sternum entre les seins.
Régularise la respiration.
Introversion (-).
Aérophagie (-).

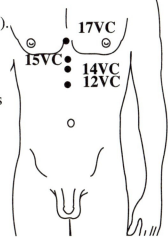

22VC : Situé dans le creux au-dessus de la fourchette sternale.
A une action sur la thyroïde.
Pour stopper une toux quinteuse (-).

23VC : Situé au-dessus de la pomme d'Adam.
Salivation abondante (-).
Mal de gorge (-).

24VC : Situé dans un creux entre la pointe du menton et la lèvre inférieure.
Torticolis (-).
Névralgie dentaire (-).
Soif excessive chez le diabétique (-).

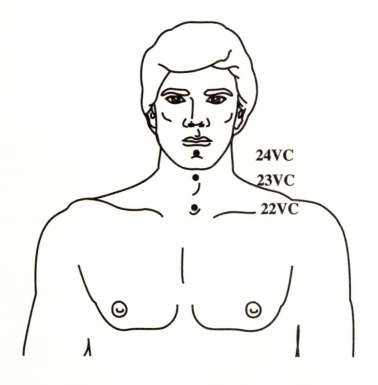

MV Gouverneur

Polarité : Yang.

Description : C'est la mer des MP yang.
Tout comme le Vaisseau Conception, le Vaisseau Gouverneur, en plus d'être un Merveilleux Vaisseau avec son point Clé d'ouverture, dispose de ses propres points.
Il est médian, donc unilatéral.

Signes d'atteinte : Douleur sur son trajet (la colonne vertébrale et la ligne médiane du crâne et du front).
Mal de dos.
Torticolis.
Arthrose cervicale.
Fatigue générale.
Instabilité.
Tension nerveuse.

Traitement : Dispersez les 3IG, 62V, 1VG et 26VG.

Point Clé : 3IG
Point Couplé : 62V
Point d'Entrée : 1VG
Point de Sortie : 26VG

Emplacement des points

3IG : Situé sur le bord interne de la main, dans un petit creux contre la butée osseuse de l'articulation métacarpo-phalangienne, c'est-à-dire au bout du pli de flexion de la main.

62V : Situé sous la malléole externe.

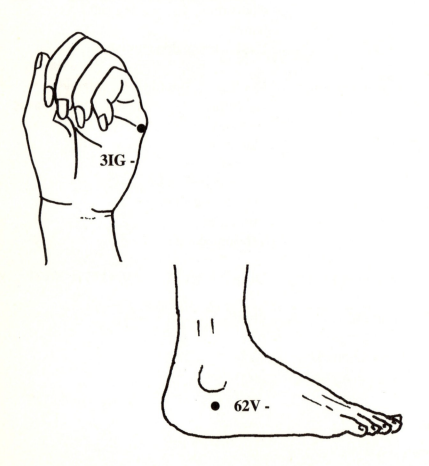

MERVEILLEUX VAISSEAUX

1VG : Situé sur la pointe du coccyx.

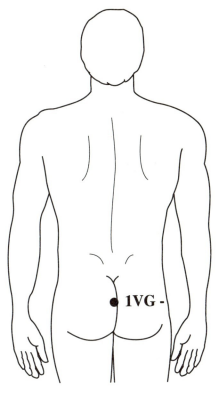

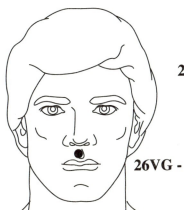

26VG : Situé dans le creux juste sous le nez.

Troubles associés au MV Gouverneur

Douleur sur la colonne vertébrale

Faites le MV Gouverneur en incluant les 4VG, 9VG, 14VG et 20VG, c'est-à-dire faites les :

3IG -, 62V -, 1VG -, 4VG +, 9VG -, 14VG -, 20VG -, 26VG +, puis dispersez les points douloureux, s'il en reste.

4VG : Situé dans le creux des reins, entre les deuxième et troisième vertèbres lombaires.

9VG : Situé entre les septième et huitième vertèbres dorsales, presque au centre du dos.

14VG : Situé entre la première vertèbre dorsale et la dernière vertèbre cervicale.

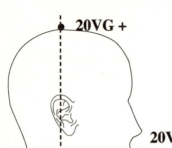

20VG : Situé au sommet du crâne, suivant une ligne qui rejoindrait le sommet des deux oreilles.

Troubles associés au MV Gouverneur

Douleur au sommet du crâne

Faites le MV Gouverneur en incluant le 20VG et en terminant par le 1Rn, c'est-à-dire faites :

3IG -, 62V -, 1VG +, 20VG -, 26VG + et 1Rn +.

20VG : Situé au sommet du crâne, suivant une ligne qui rejoindrait le sommet des deux oreilles.

1Rn : Situé sous le pied, entre les deux masses musculaires.

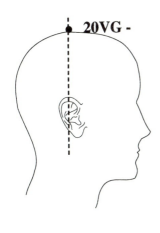
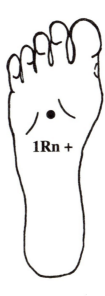

Troubles associés au MV Gouverneur

Arthrose cervicale

Après avoir fait les points du MV Gouverneur, c'est-à-dire les 3IG -, 62V -, 1VG - et 26VG -, vous ajouterez les points suivants, si nécessaire :

54V -, 67V +, 10V -, 44VB +, 20VB -, 14VG - et 20VG -.

54V : Situé en plein milieu du genou postérieur.

67V : Situé à l'angle unguéal externe du petit orteil.

10V : Situé derrière la nuque sous les bosses occipitales.

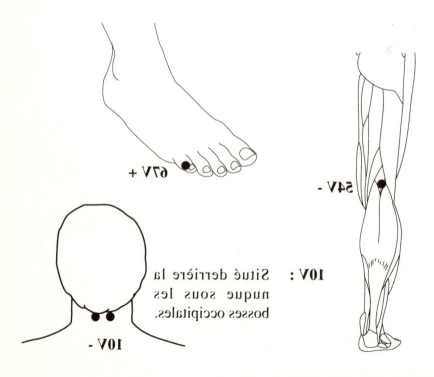

44 VB : Situé à l'angle unguéal externe du quatrième orteil.

20VB : Situé derrière la nuque, sous les bosses occipitales.

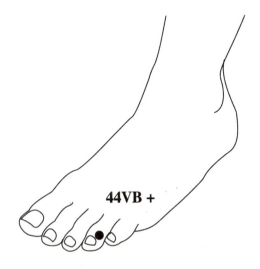

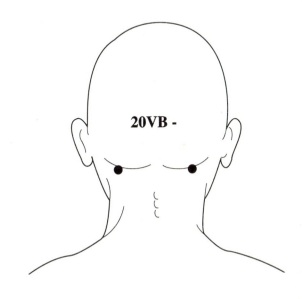

14VG : Situé entre la première vertèbre dorsale et la dernière vertèbre cervicale.

20VG : Situé au sommet du crâne, suivant une ligne qui rejoindrait le sommet des deux oreilles.

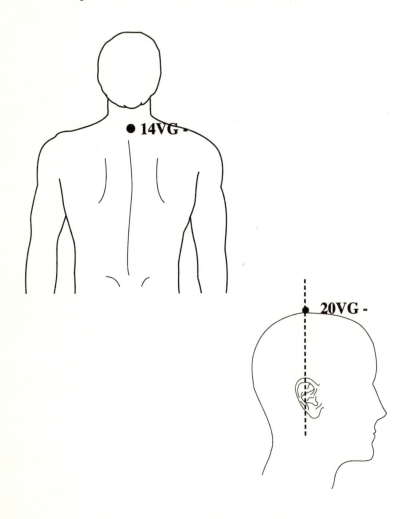

Troubles associés au MV Gouverneur

Torticolis

Après avoir fait les points du MV Gouverneur, c'est-à-dire les 3IG -, 62V -, 1VG - et 26VG -, vous ajouterez les points suivants, si nécessaire :

5Rt +, 60V -, 54V -, 10V -, 34VB -, 1TR +, 4TR - et 10TR -.

5Rt : Situé en avant de la malléole interne, sur le cou-de-pied, à l'intérieur du tendon du jambier antérieur, dans le creux qui se forme lorsque le pied est porté vers l'intérieur.

60V : Situé derrière la malléole externe.

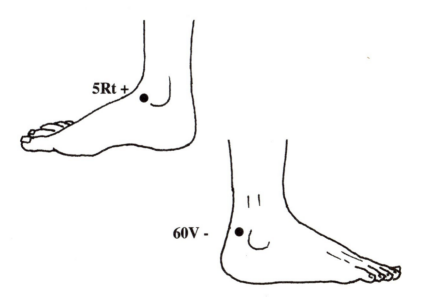

54V : Situé en plein milieu du genou postérieur.

10V : Situé derrière la nuque sous les bosses occipitales.

34VB : Situé sous le genou externe, en-dessous de la tête du péroné, cette petite bosse osseuse que l'on sent juste sous le genou, un peu en arrière.

1TR : Situé à l'angle unguéal de l'annulaire, côté auriculaire.

4TR : Situé sur le pli de la face postérieure du poignet.

10TR : Situé au-dessus de la pointe de l'olécrane, c'est-à-dire derrière le coude.

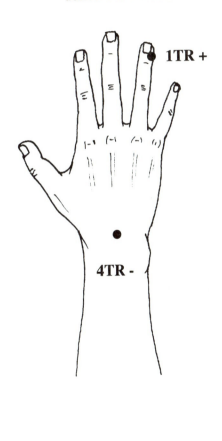
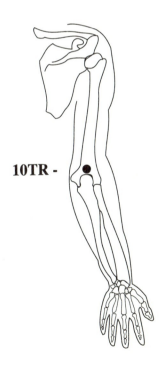

L'ÉNERGIE QUI GUÉRIT

Troubles associés au MV Gouverneur

Fatigue générale

Après avoir fait les points du MV Gouverneur, c'est-à-dire les 3IG -, 62V -, 1VG - et 26VG -, vous ajouterez les points suivants, si nécessaire :

36E +, 4GI +, 9P +, 12VC +, 7Rn +, 23V +, 4VG +, 8F + et 4IG +, tous à tonifier de préférence le matin.

36E : Situé à 4 travers de doigts sous le genou, entre le jambier antérieur et l'extenseur commun.

4GI : Situé dans l'angle que forment les deux premiers métacarpiens, avant et contre la base du deuxième métacarpien.

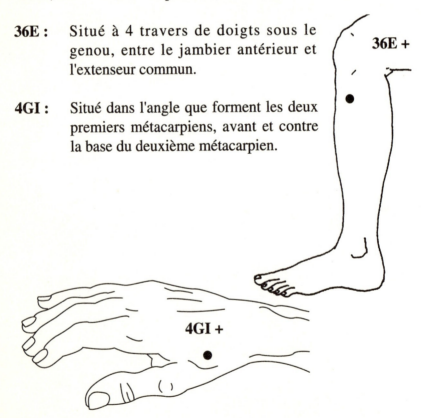

9P : Situé dans la gouttière radiale, sur le pli du poignet, c'est-à-dire avant la styloïde radiale.

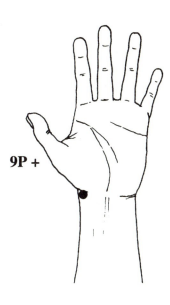

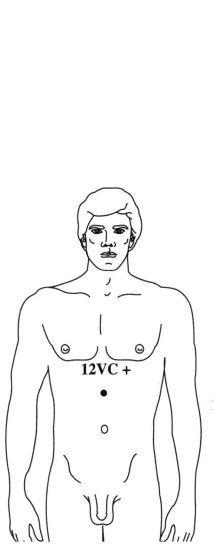

12VC : Situé à mi-chemin entre l'ombilic et l'appendice xiphoïde.

7Rn : Situé à 2 travers de doigts au-dessus de la malléole interne, devant le tendon d'Achille.

23V : Situé au niveau des deuxième et troisième vertèbres lombaires.

4VG : Situé dans le creux des reins, entre les deuxième et troisième vertèbres lombaires.

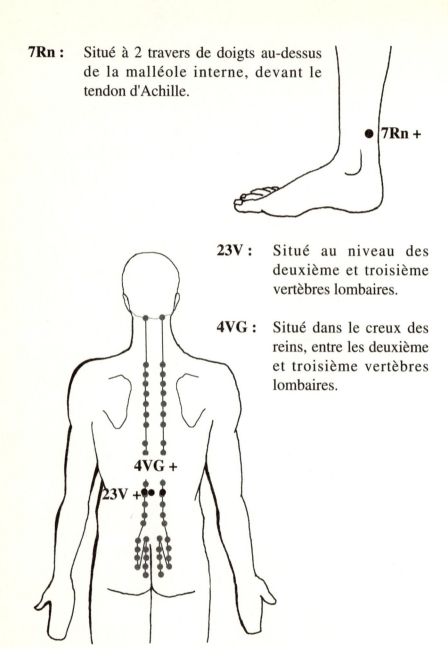

8F : Situé sur le pli interne de flexion du genou, contre l'articulation.

4IG : Situé sur le bord cubital de la main, dans un petit creux juste avant l'articulation du poignet.

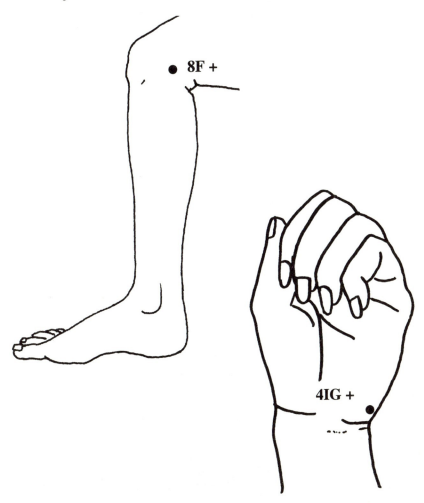

Vaisseau Gouverneur

Polarité : Yang.

Trajet : Le Vaisseau Gouverneur commence à la pointe du coccyx, passe sur toute la colonne vertébrale, sur le centre du crâne, puis se termine sous le nez.

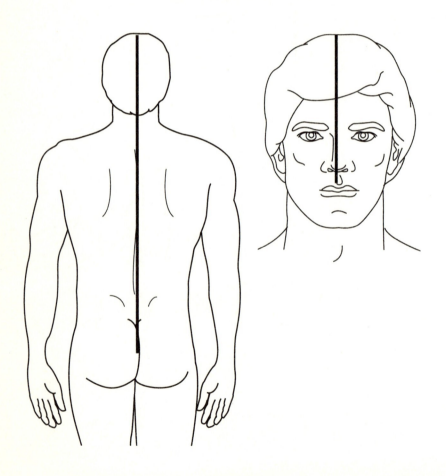

1VG : *Point d'Entrée*
Situé sur la pointe du coccyx.
Hémorroïdes (-).
Douleur sur la colonne vertébrale (+).

4VG : *Point Ming Menn ou Porte de la Vie*
Situé dans le creux des reins, entre les deuxième et troisième vertèbres lombaires.
Virilité défaillante (+).
Pour stimuler les surrénales (+).
Pour redonner du tonus (+).

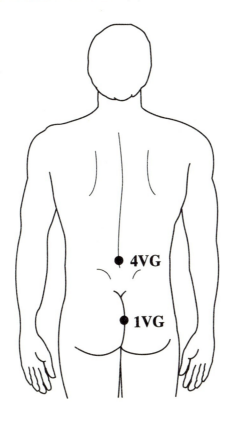

9VG : Situé entre les septième et huitième vertèbres dorsales, presque au centre du dos.
Lassitude (+).
Rhumatismes (+).
Manque de force (+).

14VG : *Point Carrefour de l'Énergie Yang*
Situé entre la première vertèbre dorsale et la dernière vertèbre cervicale.
Étant donné son emplacement, on peut aisément concevoir qu'il puisse y avoir une saturation en fin de journée, qui nous fasse dire "J'en ai plein le dos.".
Disperser ce point, s'il est douloureux.
Raideur de la nuque (-).
Torticolis (-).
Coup de froid (+).

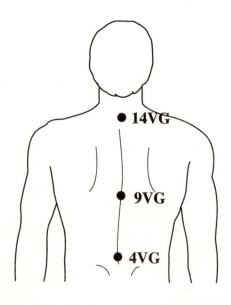

MERVEILLEUX VAISSEAUX

Les 19VG et 20VG sont en rapport avec les ondes cosmiques. Ils favorisent la concentration et le sommeil.

19VG : Situé au sommet du crâne au niveau de la suture des os pariéto-occipitaux.

20VG : Situé au sommet du crâne, suivant une ligne qui rejoindrait le sommet des deux oreilles.
Pour calmer la tension (-).
Pour favoriser la concentration (+).

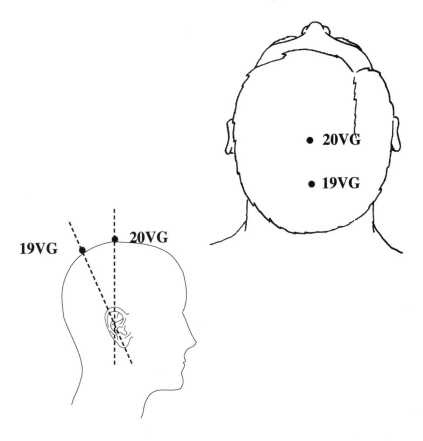

24VG : Situé à la racine des cheveux.
Sinusite (-).

25VG : Situé à la pointe du nez.
Point de l'Ivresse (-).

26VG : *Point de la Vie et de la Mort*
Point de Sortie
Situé dans le creux juste sous le nez.
Un grand coup à ce niveau peut provoquer la mort alors qu'en tonification il permet de réveiller une personne évanouie.

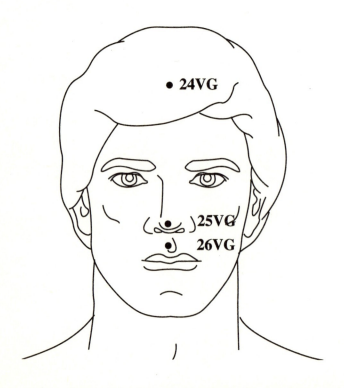

5. Recettes

Aérophagie

Chez les sujets du type yang, dispersez les 41VB, 5TR et 45E.

Chez les sujets du type yin, tonifiez les 4Rt, 6MC, 5Rt et 36E.

41VB : Situé au sommet de l'angle que forment les deux derniers métatarsiens.

45E : Situé à l'angle unguéal du deuxième orteil, côté du troisième.

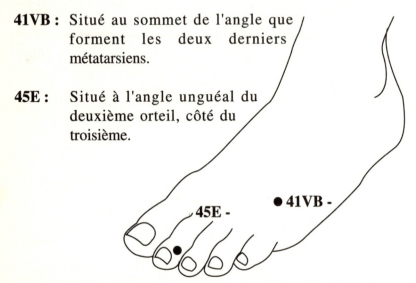

5TR : Situé à 2 travers de doigts au-dessus du pli de flexion du poignet, face postérieure, entre les 2 os de l'avant-bras.

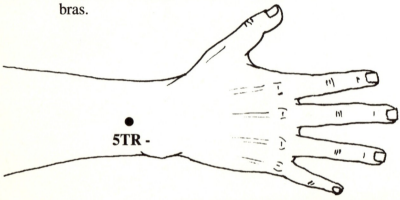

36E : Situé à 4 travers de doigts sous le genou, entre le jambier antérieur et l'extenseur commun.

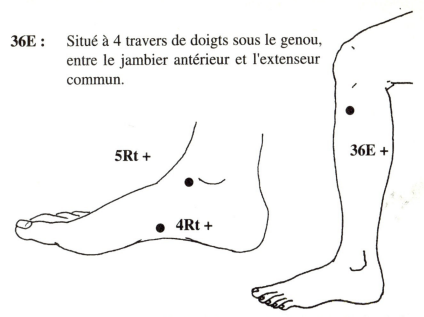

4Rt : Situé au centre du bord interne du pied, à la limite de la peau dorsale et de la peau plantaire du pied.

6MC : Situé à 3 travers de doigts au-dessus du pli de flexion du poignet, entre les deux tendons.

5Rt : Situé en avant de la malléole interne, sur le cou-de-pied, à l'intérieur du tendon du jambier antérieur, dans le creux qui se forme lorsque le pied est porté vers l'intérieur.

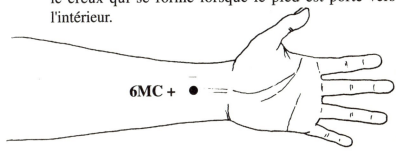

Anxiété

L'anxiété résulte très souvent d'un déséquilibre énergétique provoqué d'une part par le stress et, d'autre part, d'un manque de stabilité énergétique intérieur. Aussi convient-il d'élever le seuil d'invulnérabilité face au stress et d'augmenter la confiance en soi. Voici des points qui vous aideront :

Tonifiez le 6VC ;
Dispersez les 3C, 3F et 4GI.

6VC : Situé sur la ligne médiane du ventre, à 3 travers de doigts sous l'ombilic.

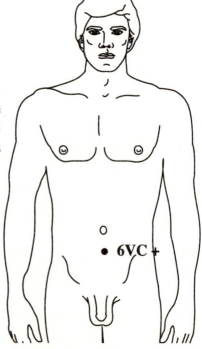

3C : Situé sur le pli de flexion du coude, au niveau de l'articulation des deux os.

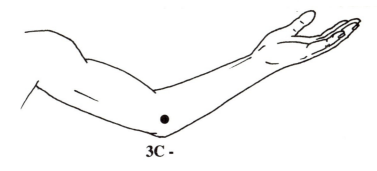

3C -

3F : Situé au sommet de l'angle que forment les deux premiers métatarsiens écartés.

4GI : Situé à l'angle que forment les deux premiers métacarpiens, avant et contre la base du deuxième métacarpien.

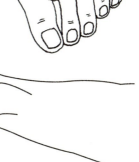

3F -

● 4GI -

Aphonie

Tonifiez les 4GI, 11P et 9E.

4GI : Situé dans l'angle que forment les deux premiers métacarpiens, avant et contre la base du deuxième métacarpien.

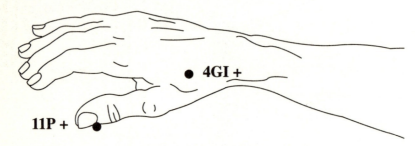

11P : Situé à l'angle unguéal du pouce.

9E : Situé sur le bord antérieur du muscle sterno-cléido-mastoïdien, sur la carotide.

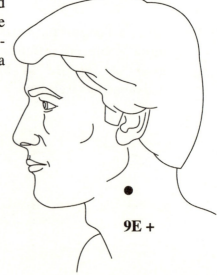

Aphtes

Tonifiez les 3F et 12VC ;
Dispersez les 1GI, 2GI et 4GI.

Oligo-élément conseillé : Magnésium.

3F : Situé au sommet de l'angle que forment les deux premiers métatarsiens écartés.

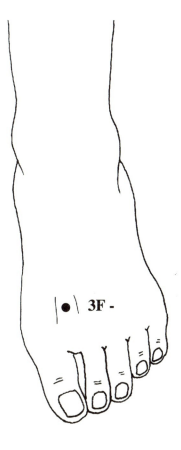

12VC : Situé à mi-chemin entre l'ombilic et l'appendice xiphoïde.

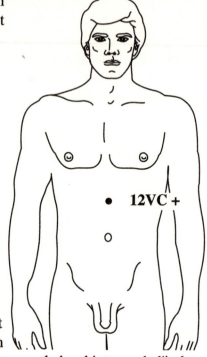

1GI : Situé à l'angle unguéal de l'index, côté pouce.

2GI : Situé juste avant l'articulation métacarpo-phalangienne, sur le bord interne de l'index.

4GI : Situé dans l'angle que forment les deux premiers métacarpiens, avant et contre la base du deuxième métacarpien.

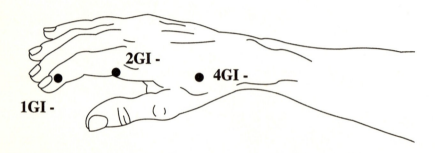

Appétit inconsidéré

Il y a plusieurs causes à un appétit inconsidéré. Ce peut être, par exemple, une carence affective, mais souvent il s'agira d'un besoin en vitamines et en oligo-éléments qu'une alimentation trop raffinée et non conforme à nos besoins physiologiques ne réussit pas à combler.

Un bon moyen de pallier à cet état consiste à prendre 3 comprimés du complexe *Levuforme*, 15 minutes avant les repas, car cette sorte de levure est très riche en vitamines, notamment celles du groupe B, et pourra ainsi combler certaines carences et, par là-même, inciter à moins manger.

Dispersez les 45E, 36E et 12VC.

45E : Situé à l'angle unguéal du deuxième orteil, côté du troisième.

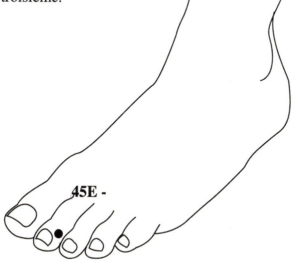

36E : Situé à 4 travers de doigts sous le genou, près du tibia.

12VC : Situé à mi-chemin entre l'ombilic et la pointe du sternum.

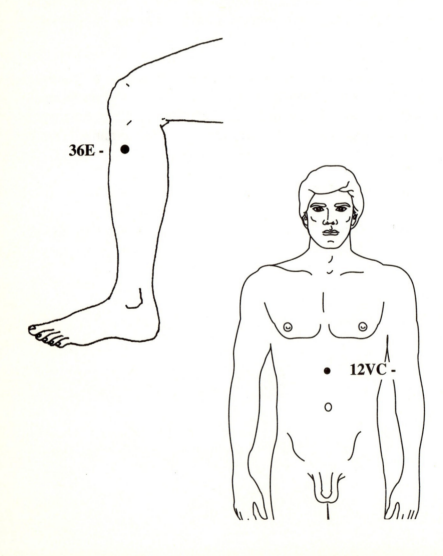

Appétit insuffisant

Tonifiez les 41E et 12VC.

41E : Situé dans un creux au centre du cou-de-pied, entre les deux tendons.

12VC : Situé à mi-chemin entre l'ombilic et la pointe du sternum.

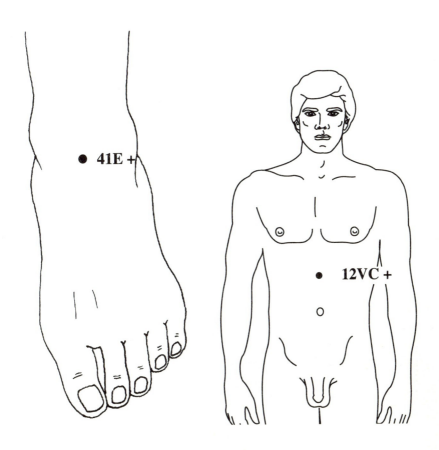

Artérite

Ce traitement n'a pas la prétention de guérir l'artérite, mais il peut certainement apporter un soulagement.

Dispersez les 6MC, 32E, 3F et 9P ;
Tonifiez les 39VB et 4C.

6MC : Situé à 3 travers de doigts au-dessus du pli de flexion du poignet, entre les deux tendons.

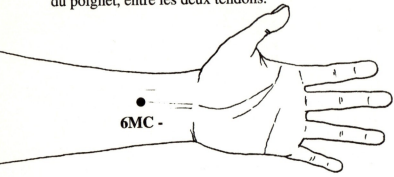

32E : Situé au milieu de la face antérieure de la cuisse.

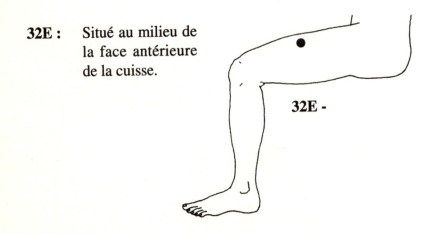

RECETTES

3F : Situé au sommet de l'angle que forment les deux premiers métatarsiens écartés.

9P : Situé dans la gouttière radiale, sur le pli du poignet, c'est-à-dire avant la styloïde radiale.

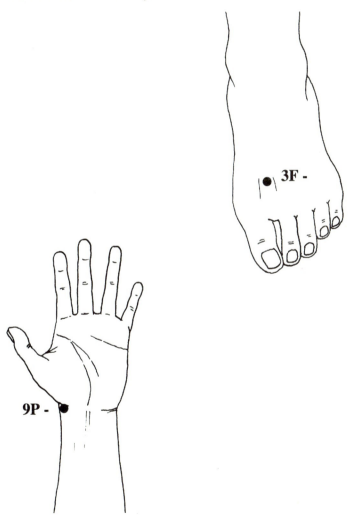

39VB : Situé à 2 travers de doigts au-dessus de la malléole externe, sur le péroné.

4C : Situé sur le bord interne du poignet, dans la gouttière cubitale, juste avant le petit os (styloïde).

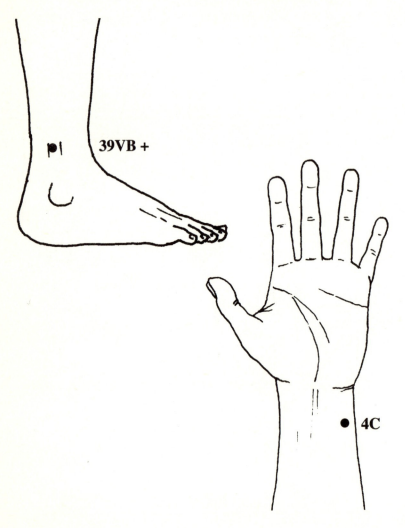

Artériosclérose

Dispersez les 6Rt, 3F, 14F, 39VB, 62V, 8MC et 36E.

Une accumulation de lipides amorphes dans les artères diminue l'élasticité et favorise la sclérose de l'artère, maladie de notre civilisation.

Supprimez :	Tabac. Alcool. Graisses animales. Sucre. Charcuterie.
Consommez :	Légumes. Salades. Fruits. Ail. Oignon. Citron. Pamplemousse. Huiles vierges de 1^{ière} pression à froid, principalement olive ou tournesol.
Recommandé :	Infusions de racine de pissenlit. Jus de radis noir. Jus de pamplemousse.
Surveillez :	Cholestérol, lipides et triglycérides dans le sang.
Oligo-éléments conseillés :	Sélénium. Chrome.

6Rt : Situé sur la face interne de la jambe, à 4 travers de doigts au-dessus de la malléole interne, dans un creux derrière le tibia.

3F : Situé sur le pied, au sommet de l'angle que forment les deux premiers métatarsiens écartés, contre l'os du gros orteil.

14F : Situé entre la sixième et la septième côte, sur la ligne du mamelon.

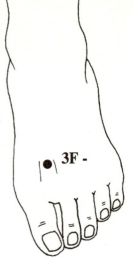

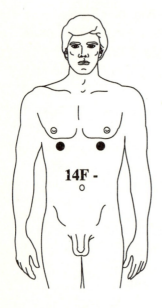

39VB : Situé à 2 travers de doigts au-dessus de la malléole externe, sur le péroné.

62V : Situé sous la malléole externe.

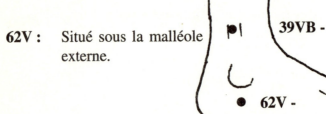

8MC : Situé en plein milieu de la paume de la main, sur le pli transversal.

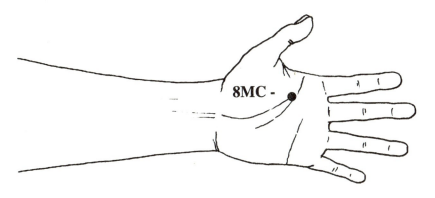

36E : Situé à 4 travers de doigts sous le genou, près du tibia.

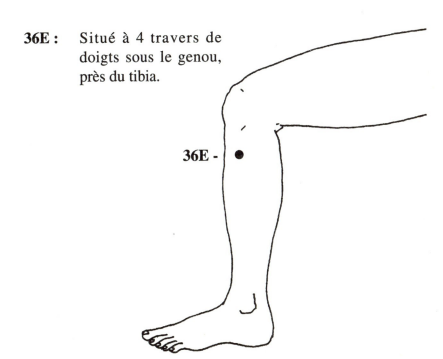

Asthme

Ces quelques points peuvent faire avorter une crise d'asthme :

Dispersez le 7P ;
Tonifiez le 17VC (sauf si le sujet est trop nerveux).

Voici une recette que vous pouvez utiliser et qui donne quelquefois de bons résultats. Versez 15 gouttes d'une macération d'ail sur un morceau de sucre qu'il vous faudra sucer lentement. La macération d'ail se fait en laissant tremper 6 gousses d'ail dans un quart d'alcool à 90°, pendant 15 jours.

Huile essentielle conseillée :	Menthe (une goutte sur la langue dès le début de la toux).
Oligo-éléments conseillés :	"Manganèse-cuivre-magnésium-lithium" et "Manganèse-cobalt" en alternance.

7P : Situé dans la gouttière radiale où l'on sent battre l'artère, à 3 travers de doigts au-dessus du pli du poignet, c'est-à-dire au-dessus de la styloïde radiale (os du poignet).

17VC : Situé sur le sternum, entre les deux seins.

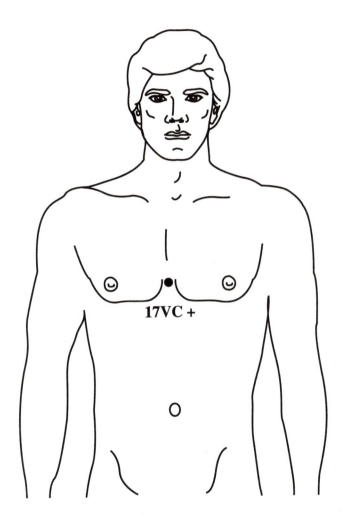

Bâillements intempestifs

Dispersez le 6GI ;
Tonifiez les 9P, 36E et 6Rt.

6GI : Situé au tiers de la face externe de l'avant-bras, en avant du long supinateur, à 4 travers de doigts au-dessus du 5GI.

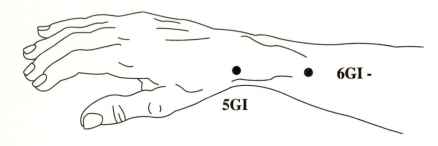

9P : Situé dans la gouttière radiale, sur le pli du poignet, c'est-à-dire avant la styloïde radiale (os du poignet).

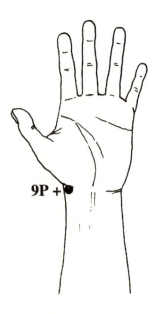

RECETTES

36E : Situé à 4 travers de doigts sous le genou, près du tibia.

6Rt : Situé sur la face interne de la jambe, à 4 travers de doigts au-dessus de la malléole interne, dans un creux derrière le tibia.

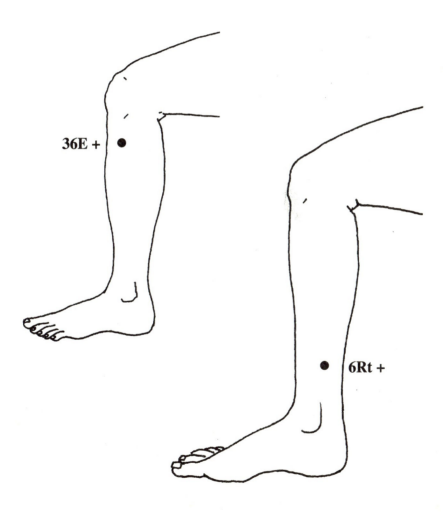

Bégaiements

Le bégaiement se trouvera réduit, chez le sujet, en calmant sa nervosité et en favorisant sa maîtrise intérieure. Voici donc quelques points qui y contribueront :

Dispersez le 62V ;
Tonifiez le 5C ;
Dispersez le 36E.

Oligo-éléments conseillés :	"Manganèse-cuivre-magnésium-lithium" et Zinc (le matin à jeun, un jour, l'un, un jour, l'autre).
Vitamines conseillées :	B (*Levuforme*). C (*Acérola Plus*).

62V :   Situé sous la malléole externe.

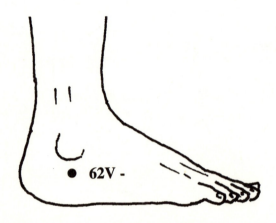

RECETTES

5C : Situé sur le bord interne du poignet, dans la gouttière cubitale, en face du petit os (styloïde).

36E : Situé à 4 travers de doigts sous le genou, près du tibia.

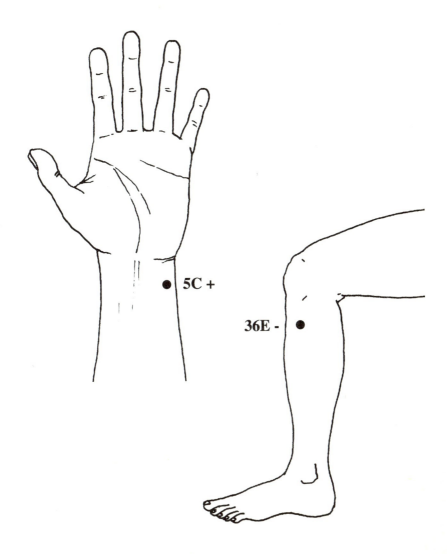

Bouche amère au réveil

Dispersez les 38VB, 34VB et 36E.

Huiles essentielles conseillées : Menthe (1 goutte sur la langue après les repas). Romarin (en friction sur la région hépato-biliaire).

38VB : Situé à 4 travers de doigts au-dessus de la malléole externe, dans un petit creux sur le bord antérieur de l'os péroné.

34VB : Situé sous le genou externe, en-dessous de la tête du péroné, cette petite bosse osseuse que l'on sent juste sous le genou, un peu en arrière, comme le montre le schéma.

36E : Situé à 4 travers de doigts sous le genou, près du tibia.

Bouffées de chaleur

Si la peau est sèche, dispersez les 20VB et 6Rt.

S'il y a transpiration, dispersez les 10V et 6Rt.

20VB : Situé derrière la nuque, sous les bosses occipitales.

6Rt : Situé sur la face interne de la jambe, à 4 travers de doigts au-dessus de la malléole interne, dans un creux derrière le tibia.

10V : Situé derrière la nuque sous les bosses occipitales.

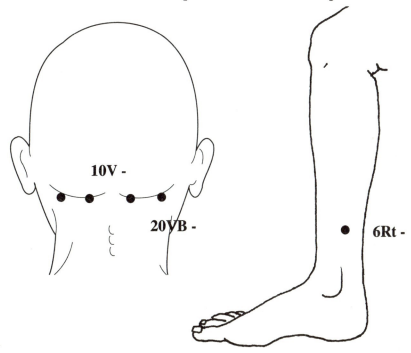

Brûlure

Dispersez le 7P et tout autour de la brûlure.

Le 7P est un point capable de calmer rapidement les petites brûlures. Il est également recommandé de placer la région affectée dans un récipient d'eau froide avec un peu d'argile. Dans les cas d'une brûlure importante, consultez un médecin.

7P : Situé dans la gouttière radiale où l'on sent battre l'artère, à 3 travers de doigts au-dessus du pli du poignet, c'est-à-dire au-dessus de la styloïde radiale.

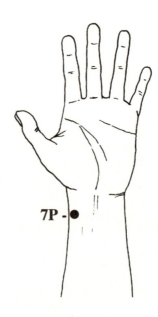

Cauchemars

Les cauchemars sont souvent reliés à des troubles de la digestion des aliments et à des soucis. Aussi, ne soyons-pas étonnés que le point anti-cauchemars soit situé sur le MP Estomac.

Tonifiez le 44E.

44E : Situé entre le deuxième et le troisième orteil, côté du deuxième.

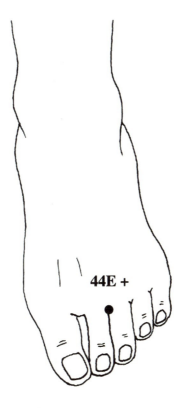

Céphalées

Les maux de tête sont souvent le reflet d'une surtension énergétique occasionnée par un dysfonctionnement intempestif d'un ou de plusieurs organes digestifs, tels que l'estomac, le pancréas, le foie, la vésicule biliaire, les intestins. Voici quelques points susceptibles d'effacer une céphalée, tout en améliorant le fonctionnement des organes responsables.

Céphalée frontale

Dispersez les Inn-Trang et 4GI.

Inn-Trang : Situé sur le front, entre les deux sourcils.

4GI : Situé dans l'angle que forment les deux premiers métacarpiens, avant et contre la base du deuxième métacarpien.

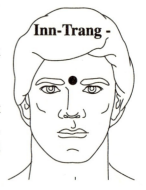

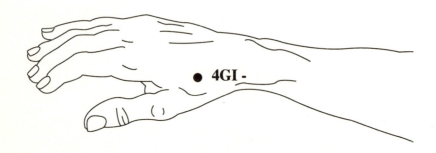

RECETTES

Céphalée au coin interne de l'œil

Dispersez le 62V ;
Tonifiez le 67V.

62V : Situé sous la malléole externe.

67V : Situé à l'angle unguéal externe du petit orteil.

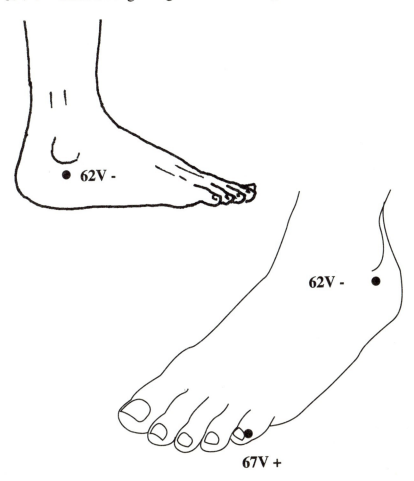

Céphalée diffuse

Dispersez les 4GI, 36E et 3F.

4GI : Situé au sommet de l'angle que forment les 2 premiers métacarpiens (os du pouce et de l'index), quand ils sont écartés.

36E : Situé à 4 travers de doigts sous le genou, près du tibia.

3F : Situé au sommet de l'angle que forment les deux premiers métatarsiens écartés.

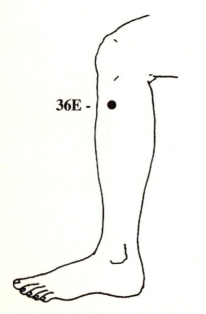
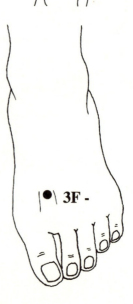

Céphalée postérieure

Dispersez les 3IG, 62V, 44VB et 20VB.

3IG : Situé juste après l'articulation métacarpo-phalangienne.

62V : Situé sous la malléole externe.

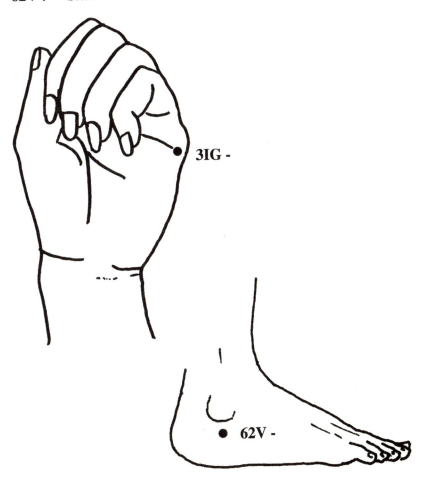

44VB : Situé à l'angle unguéal externe du quatrième orteil.

20VB : Situé derrière la nuque, sous les bosses occipitales.

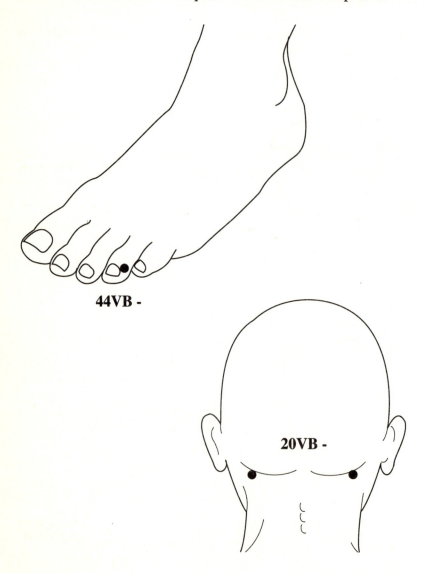

Cicatrisation

Les points suivants accélèrent la cicatrisation, parfois même, de façon spectaculaire :

Tonifiez les 6Rt et 39VB.

Oligo-éléments conseillés :   Magnésium. Zinc.
Vitamine conseillée : B_5 (acide pantothénique).

6Rt : Situé sur la face interne de la jambe, à 4 travers de doigts au-dessus de la malléole interne, dans un creux derrière le tibia.

39VB : Situé à 2 travers de doigts au-dessus de la malléole externe, sur le péroné.

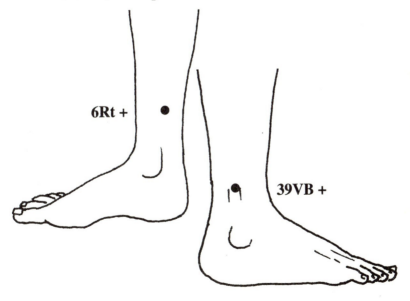

Coccyx
Douleur au...

Il faut savoir qu'un déplacement du coccyx lors d'une chute peut laisser une douleur résiduelle qui ne disparaîtra qu'après la remise en place de celui-ci par un spécialiste de la manipulation (ostéopathe, étiopathe, chiropraticien).

Les points suivants peuvent aider à soulager une douleur au coccyx:

Dispersez les 3IG et 62V ;
Tonifiez les 1VG et 26VG.

3IG : Situé juste après l'articulation métacarpo-phalangienne.

62V : Situé sous la malléole externe.

1VG : Situé sur la pointe du coccyx.

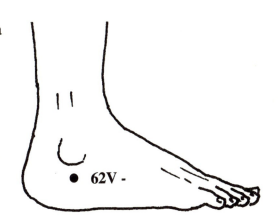

26VG : Situé dans le creux juste sous le nez.

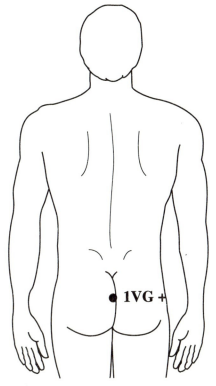

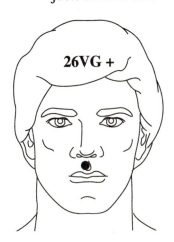

Cœur
(Bradycardie)

Tonifiez les 9P et 9C (en hiver, le remplacer par le 5C).

9P : Situé dans la gouttière radiale, sur le pli du poignet, c'est-à-dire avant la styloïde radiale.

9C : Situé à l'angle unguéal de l'auriculaire, côté annulaire.

5C : Situé sur le bord interne du poignet, dans la gouttière cubitale, en face du petit os (styloïde).

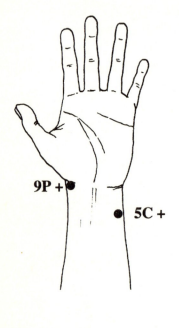
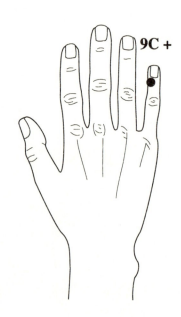

Cœur
Douleur au...

Un examen chez un cardiologue s'impose. Très souvent, on vous rassurera en vous disant qu'il s'agit d'un problème d'ordre nerveux. La stimulation des points énergétiques peut, dans bon nombre de cas, améliorer et, parfois même, faire disparaître ces douleurs.

Dispersez les 6MC, 4Rt et 21Rt.

Oligo-éléments conseillés : "Manganèse-cobalt" et Calcium (un jour l'un, un jour l'autre). Chrome et le Magnésium également souhaitables (l'après-midi, loin des repas, en alternance).

Vitamines conseillées : B_1 (thiamine). C (*Acérola Plus*). E.

6MC : Situé à 3 travers de doigts au-dessus du pli de flexion du poignet, entre les deux tendons.

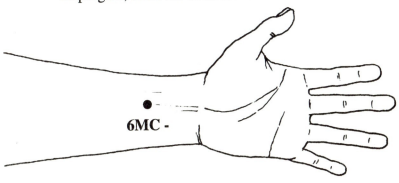

4Rt : Situé au centre du bord interne du pied, à la limite des peaux dorsale et plantaire du pied.

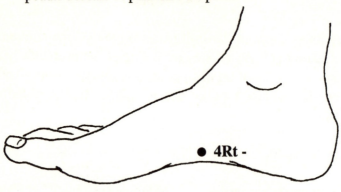

21Rt : Situé sur le côté du thorax, dans le sixième espace intercostal, c'est-à-dire au centre.

Cœur
(Palpitations)

Un examen chez un cardiologue s'impose. Très souvent, on vous rassurera en vous disant qu'il s'agit d'un trouble d'ordre nerveux. La stimulation des points énergétiques peut, dans bon nombre de cas, améliorer et, parfois même, faire disparaître ces douleurs.

Dispersez le 5C à droite, puis à gauche.

Oligo-éléments conseillés : "Manganèse-cobalt". Calcium. Chrome. Magnésium.

Vitamines conseillées : B_1 (thiamine). C (*Acérola Plus*). E.

5C : Situé sur le bord interne du poignet, dans la gouttière cubitale, en face du petit os (styloïde).

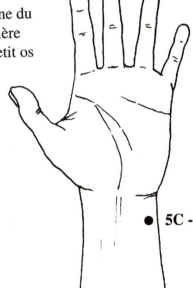

Cœur
(Tachycardie)

Un examen chez un cardiologue s'impose. Très souvent, on vous rassurera en vous disant qu'il s'agit d'un trouble d'ordre nerveux. La stimulation des points énergétiques peut, dans bon nombre de cas, améliorer et, parfois même, faire disparaître ces douleurs.

En dehors de l'automne, dispersez le 7C.
En automne, dispersez le 3C.

Oligo-éléments conseillés :   "Manganèse-cobalt". Calcium. Chrome. Magnésium.
Vitamines conseillées : B_1 (thiamine). C. E.

7C : Situé sur le pli du poignet en dehors du pisiforme (petit os).

3C : Situé sur le pli de flexion interne du coude, au niveau de l'articulation des deux os.

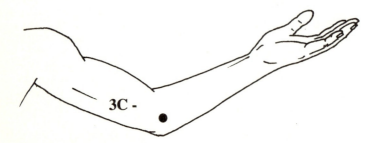

Colite

Il s'agit souvent d'un spasme du gros intestin, qui peut céder par la simple stimulation des points mentionnés. Mais il ne faut pas oublier qu'une crise d'appendicite peut être un cas d'urgence chirurgicale. Dans le doute, un examen médical rapide s'impose. Mais, si ce n'était qu'une fausse alarme, les points suivants sont très souvent d'une efficacité étonnante.

Dispersez les 6MC, 9Rt et 9GI.

6MC : Situé à 2 travers de doigts au-dessus du pli de flexion de la face antérieure du poignet.

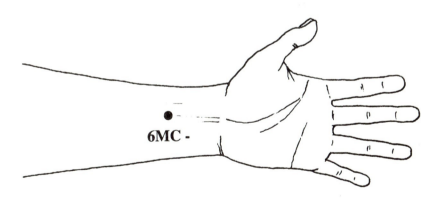

9Rt : Situé sous le genou interne, contre l'angle osseux tibia-genou.

9GI : Situé sur l'avant-bras, côté externe, à 4 travers de doigts avant le pli du coude.

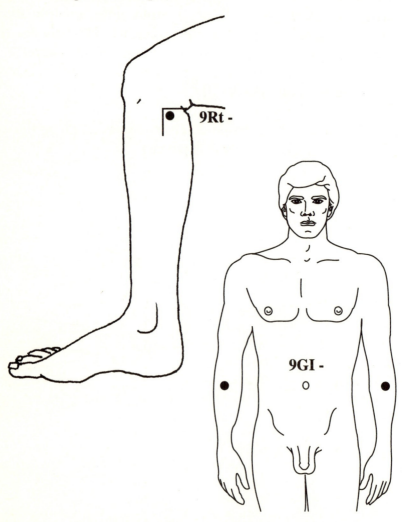

Conjonctivite

Si vos yeux sont rouges par suite d'une fatigue ou dû à un phénomène allergique, ces points peuvent vous aider :

Dispersez les 6MC, 1E, 1VB, 38VB, 10VB et 3IG ;
Tonifiez les 3F et 4GI et 23VG.

6MC : Situé à 3 travers de doigts au-dessus du pli de flexion du poignet, entre les deux tendons.

1E : Situé dans un creux sous l'oeil, en plein centre.

1VB : Situé à l'angle externe de l'oeil.

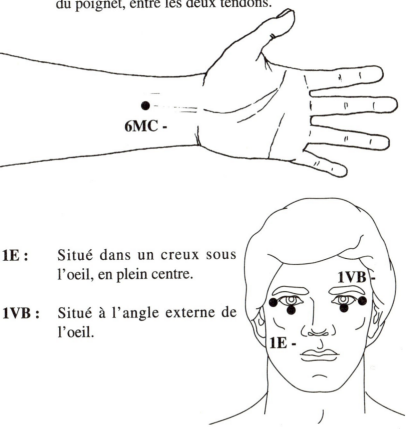

38VB : Situé à 4 travers de doigts au-dessus de la malléole externe, dans un petit creux sur le bord antérieur de l'os péroné.

10VB : Situé au-dessus et à l'arrière du pavillon de l'oreille, tel que montré sur le schéma.

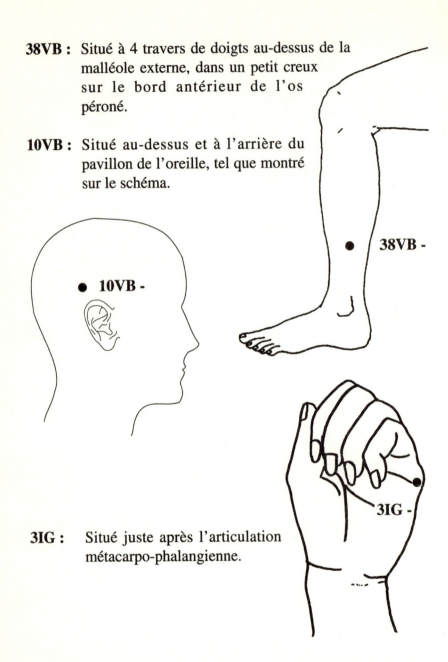

3IG : Situé juste après l'articulation métacarpo-phalangienne.

3F : Situé sur le pied, au sommet de l'angle que forment les deux premiers métatarsiens écartés, contre l'os du gros orteil.

4GI : Situé au sommet de l'angle que forment les deux premiers métacarpiens (os du pouce et de l'index), quand ils sont écartés.

23VG : Situé sur la ligne médiane du front, à la racine des cheveux.

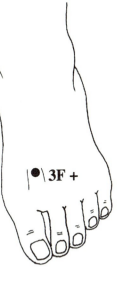

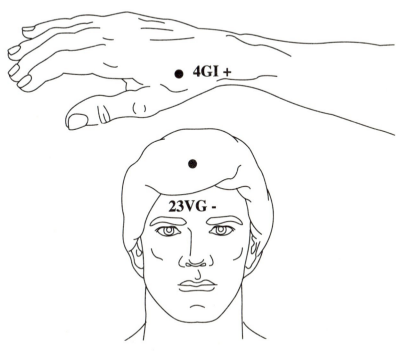

Constipation atonique

La constipation atonique est due à une insuffisance fonctionnelle du colon. Les selles sont alors rares, de volume normal ou grosses. Les muscles abdominaux peuvent également manquer de tonicité.

Évitez : Chocolat. Sucre. Viande. Charcuterie.
Consommez : Légumes. Salades arrosées d'huile vierge de 1^{ière} pression à froid. Céréales complètes (riz, millet, orge). Pâtes complètes. Fruits (sauf le coing).
Oligo-élément conseillé : Magnésium.
Vitamine conseillée : B_5 (acide pantothénique).

Tonifiez les 1GI, 4GI, 11GI et 25E.

1GI : Situé à l'angle unguéal de l'index, du côté du pouce.

4GI : Situé au sommet de l'angle que forment les 2 premiers métacarpiens (os du pouce et de l'index), quand ils sont écartés.

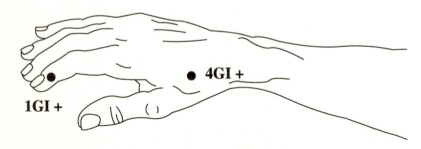

11GI : Situé dans la partie la plus externe du pli de flexion du coude.

25E : Situé à 3 travers de doigts en dehors de l'ombilic.

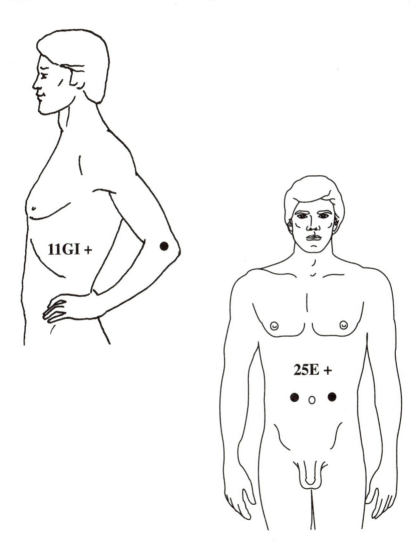

Constipation spasmodique

La constipation spasmodique (vagotonique), diamétralement opposée à la constipation atonique, est le résultat d'une contracture exagérée du colon. Les selles sont donc petites, comme étranglées.

Dispersez les 6MC, 9Rt, 2GI et 4GI.

Oligo-éléments conseillés : Cobalt. Magnésium. "Manganèse-cobalt".

Vitamines conseillées : B_5 (acide pantothénique). H.

6MC : Situé à 3 travers de doigts au-dessus du pli de flexion du poignet, entre les deux tendons.

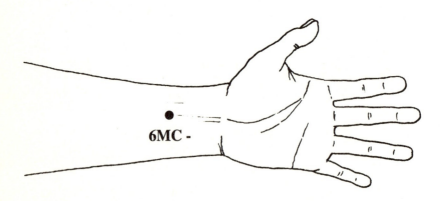

9Rt : Situé sous le genou interne, contre l'angle osseux tibia-genou.

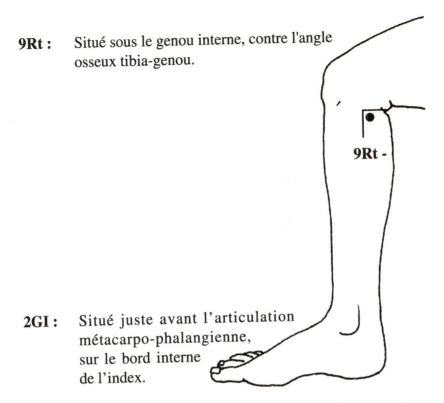

2GI : Situé juste avant l'articulation métacarpo-phalangienne, sur le bord interne de l'index.

4GI : Situé au sommet de l'angle que forment les 2 premiers métacarpiens (os du pouce et de l'index), quand ils sont écartés.

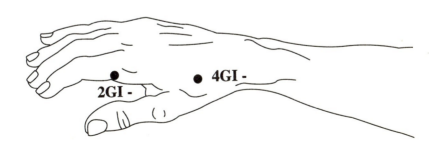

Convalescence

Les points qui suivent faciliteront la récupération rapide de vos forces après une maladie, une intervention chirurgicale ou un accident.

Tonifiez les 12VC, 6Rt et 39VB.

12VC : Situé au centre de l'abdomen, à mi-chemin entre l'ombilic et l'appendice xiphoïde.

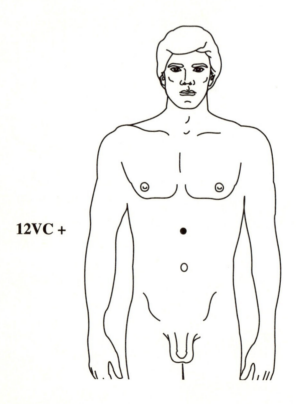

RECETTES

6Rt : Situé sur la face interne de la jambe, à 4 travers de doigts au-dessus de la malléole interne, dans un creux derrière le tibia.

39VB : Situé à 2 travers de doigts au-dessus de la malléole externe, sur le péroné.

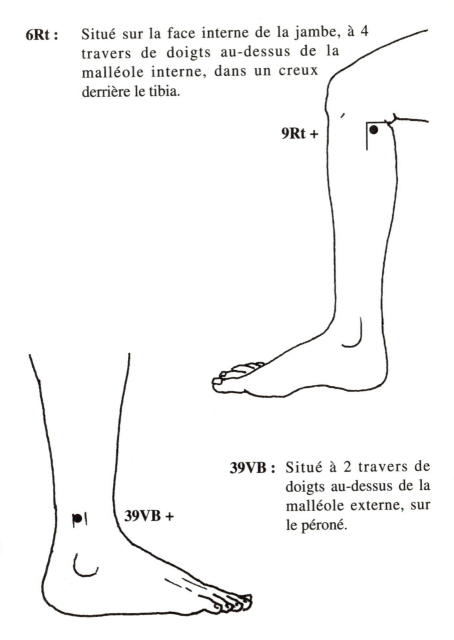

Coryza

Le coryza est un rhume de cerveau avec nez coulant. Il peut être d'origine virale ou climatique. Il s'installe d'autant plus volontiers que le sujet est fatigué ou intoxiqué par une alimentation riche en toxines et pauvre en vitamines et oligo-éléments. Il s'agit souvent d'un phénomène allergique. Quoi qu'il en soit, les points conseillés en pareilles circonstances sont les suivants :

Dispersez le 7P ;
Tonifiez les 4GI, 20GI, 23VC, 8F et 67V.

Huiles essentielles conseillées : Marjolaine. *Synergie-7:RES*. Menthe.
Oligo-éléments conseillés : Iode. "Manganèse-cuivre-magnésium-lithium". Soufre.
Vitamine conseillée : C (*Acérola Plus*).

7P : Situé dans la gouttière radiale où l'on sent battre l'artère, à 3 travers de doigts au-dessus du pli du poignet, c'est-à-dire au-dessus de la styloïde radiale (os du poignet).

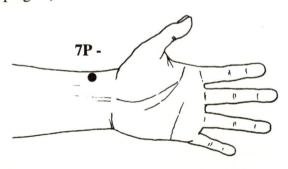

4GI : Situé au sommet de l'angle que forment les 2 premiers métacarpiens (os du pouce et de l'index), quand ils sont écartés.

20GI : Situé dans un creux, à côté de la base de l'aile du nez.

23VC : Situé au-dessus de la pomme d'Adam.

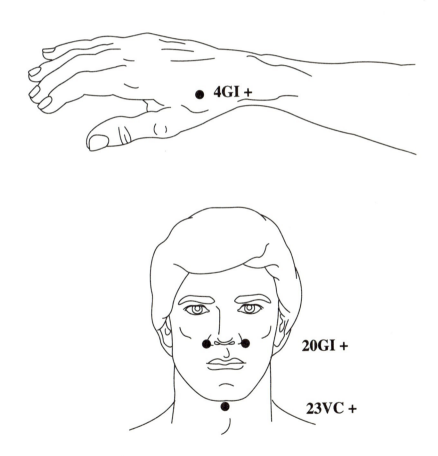

8F : Situé sur le pli de flexion interne du genou, contre l'articulation.

67V : Situé à l'angle unguéal externe du petit orteil.

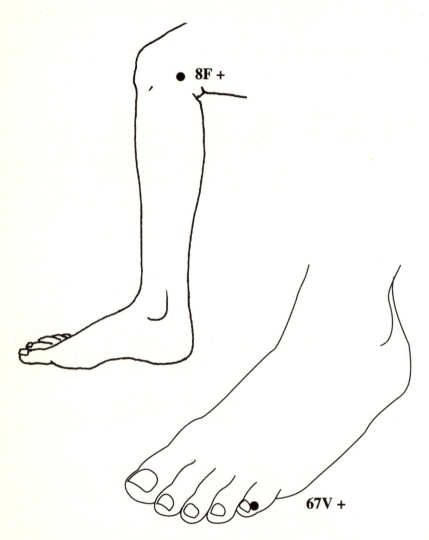

RECETTES

Coude
Douleur au...

Si la douleur est localisée du côté du pouce, c'est le "tennis elbow".

Tonifiez le 1GI ;
Dispersez le 11GI et les points douloureux ;
Tonifiez le 13VB.

1GI :   Situé à l'angle unguéal de l'index, côté pouce.

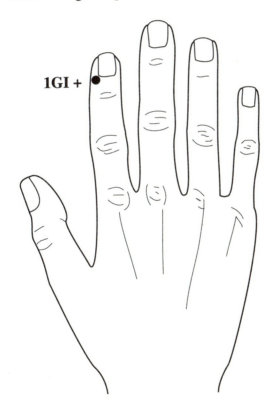

11GI : Situé dans la partie la plus externe du pli de flexion du coude.

13VB : Situé juste à la limite des cheveux suivant une ligne qui part de la tête du sourcil ou du coin externe de l'œil.

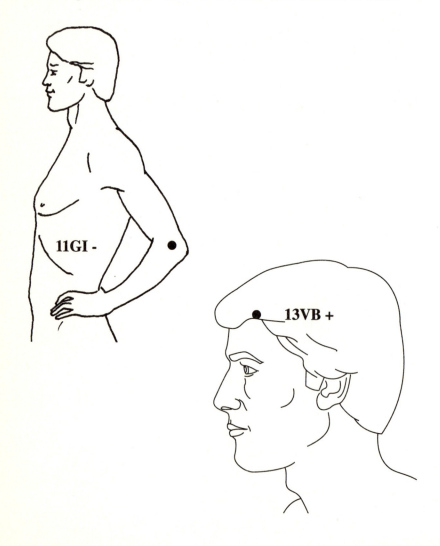

Coude
Douleur au...

Si la douleur est localisée du côté de l'auriculaire, c'est le "golf elbow".

Tonifiez les 1IG et 3IG ;
Dispersez le 8IG et les points douloureux ;
Tonifiez le 13VB.

1IG :   Situé à l'angle unguéal de l'auriculaire, côté du bord cubital de la main.

3IG :   Situé juste après l'articulation métacarpo-phalangienne.

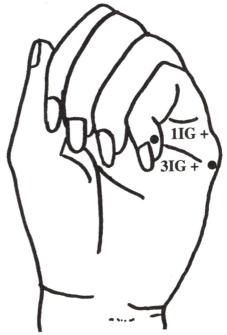

8IG : Situé derrière le coude du côté interne, c'est-à-dire la gouttière épitrochléo-olécranienne.

13VB : Situé juste à la limite des cheveux suivant une ligne qui part de la tête du sourcil ou du coin externe de l'œil.

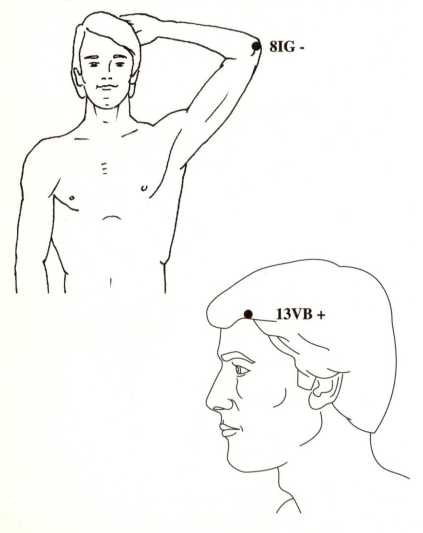

Coup de froid

Tonifiez les 1GI, 4GI, 11P, 7Rn, 12VC et 1P.

1GI : Situé à l'angle unguéal de l'index, côté pouce.

4GI : Situé dans l'angle que forment les deux premiers métacarpiens, avant et contre la base du deuxième métacarpien.

11P : Situé à l'angle unguéal du pouce.

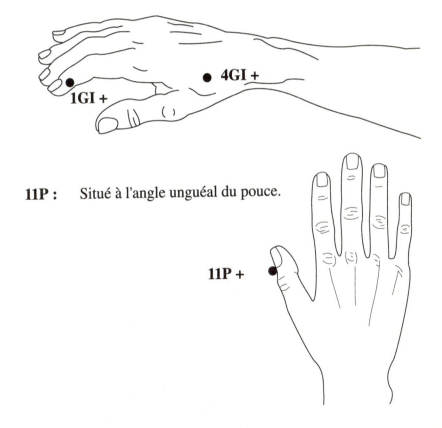

7Rn : Situé à 2 travers de doigts au-dessus de la malléole interne, devant le tendon d'Achille.

12VC : Situé à mi-chemin entre l'ombilic et l'appendice xiphoïde.

1P : Situé sur le bord supérieur de la deuxième côte, sous le 2P dont il est séparé par la première côte.

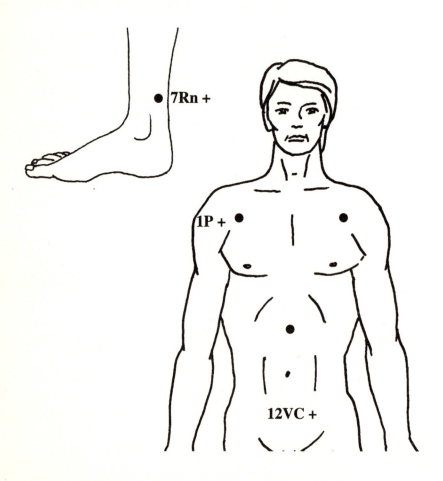

Coup de soleil

Il n'est pas toujours prudent de s'exposer de longues heures au soleil. L'exposition doit être progressive et non prolongée, sinon elle risquerait d'entraîner des brûlures nécessitant des soins hospitaliers.

Dans le cas d'une brûlure légère occasionnée par le soleil, ou d'autres manifestations, voici un point qui apportera un soulagement :

Dispersez le 7P.

7P : Situé dans la gouttière radiale où l'on sent battre l'artère, à 3 travers de doigts au-dessus du pli de flexion du poignet, c'est-à-dire au-dessus de la styloïde radiale (os du poignet).

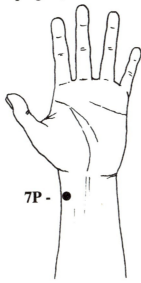

Courage

Pour donner du courage, stimulez les points suivants :

Tonifiez les 1Rn, 7Rn et 23V.

23V : Situé au niveau des deuxième et troisième vertèbres lombaires.

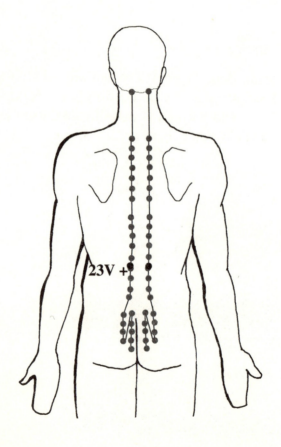

1Rn : Situé sous le pied, entre les deux masses musculaires.

7Rn : Situé à 2 travers de doigts au-dessus de la malléole interne, devant le tendon d'Achille.

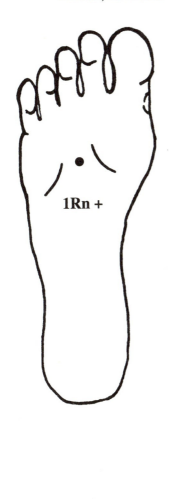

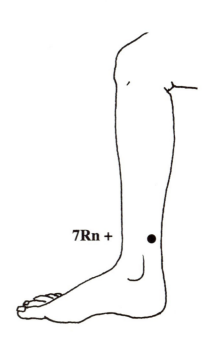

Crampe au mollet

Les agents responsables des crampes sont multiples. Il y a, entre autres, les troubles métaboliques du calcium et du potassium, et les troubles circulatoires. Mais la principale cause provient de la fatigue musculaire. Les points suivants pourront vous aider à les faire disparaître rapidement.

Dispersez les 34VB, 57V et 3F.

Oligo-éléments conseillés :   Calcium. Magnésium. "Manganèse-cobalt".

Vitamine conseillée : B_2.

34VB : Situé sous le genou externe, en-dessous de la tête du péroné, cette petite bosse osseuse que l'on sent juste sous le genou, un peu en arrière, comme le montre le schéma.

57V : Situé derrière la jambe, sous le mollet.

3F : Situé sur le pied, au sommet de l'angle que forment les deux premiers métatarsiens écartés, contre l'os du gros orteil.

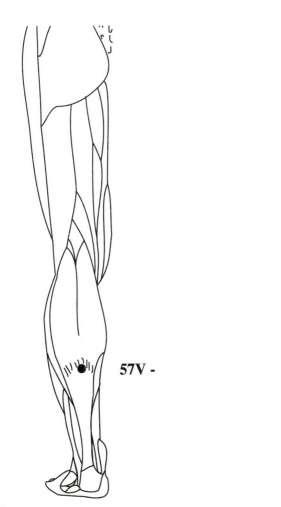

57V -

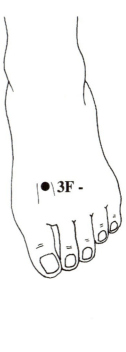

3F -

Défenses immunitaires

Pour stimuler les défenses immunitaires, les points suivants s'avèrent idéaux :

Tonifiez les 6Rt, 23V, 7Rn, 4VG, 8F, 18V, 38V et 9P.

6Rt : Situé sur la face interne de la jambe, à 4 travers de doigts au-dessus de la malléole interne, dans un creux derrière le tibia.

23V : Situé au niveau des deuxième et troisième vertèbres lombaires.

7Rn : Situé à 2 travers de doigts au-dessus de la malléole interne, devant le tendon d'Achille.

4VG : Situé dans le creux des reins, entre les deuxième et troisième vertèbres lombaires.

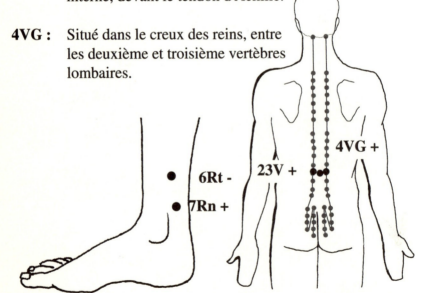

RECETTES

8F : Situé sur le pli interne de flexion du genou, contre l'articulation.

18V : Situé au niveau des neuvième et dixième vertèbres dorsales.

38V : Situé contre le bord intérieur de l'omoplate.

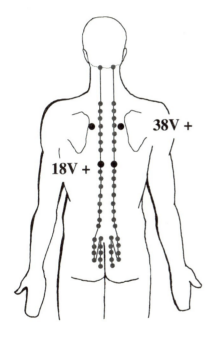

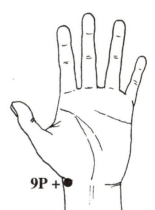

9P : Situé dans la gouttière radiale, sur le pli du poignet, c'est-à-dire avant la styloïde radiale.

Démangeaisons

Voici des points spécifiques aux démangeaisons et susceptibles de les calmer :

Tonifiez le 5F ;
Dispersez les 54V et 40VB.

5F : Situé dans un petit creux sur la face interne du tibia, à 5 travers de doigts au-dessus de la malléole interne.

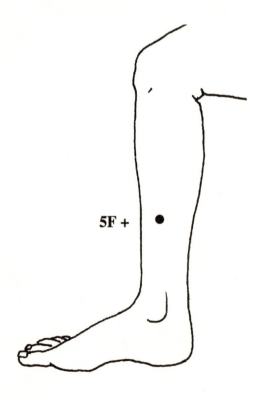

54V : Situé en plein milieu du genou postérieur.

40VB : Situé sur le cou-de-pied, dans un creux, en avant de la malléole externe.

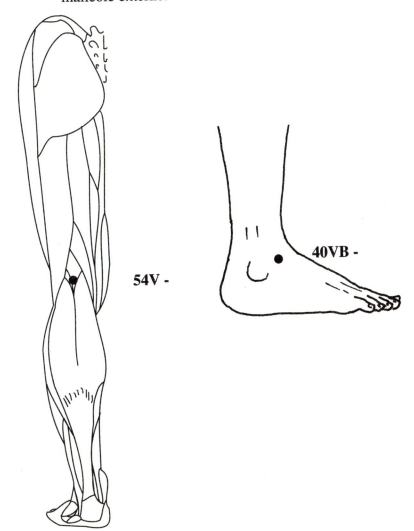

Dents
Maux de...

Les dents sont essentiellement en rapport avec les méridiens Gros Intestin et Estomac. Voici deux points qui peuvent vous soulager, mais entendons-nous bien, ils ne sauraient remplacer le dentiste :

Dispersez le 4GI ;
Tonifiez le 45E.

4GI : Situé dans l'angle que forment les deux premiers métacarpiens, avant et contre la base du deuxième métacarpien.

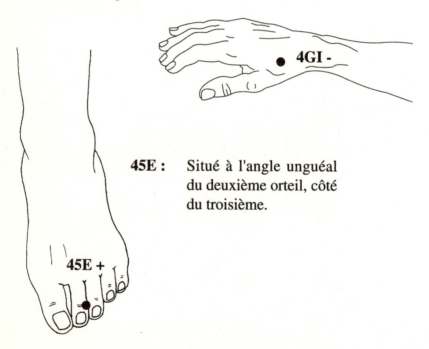

45E : Situé à l'angle unguéal du deuxième orteil, côté du troisième.

Diabète

Le diabète est une maladie sérieuse qui demande à être suivie par un médecin. De plus, un régime alimentaire sans sucre s'impose. Il est conseillé de manger des légumes, de la salade, des céréales complètes, des lentilles, des champignons, du potiron, du yaourt, du fromage, des noix, des amandes, des fruits (surtout les fruits acides tels les baies, cerises, pommes acidulées, myrtilles, framboises, fraises, et éviter les fruits qui sont trop sucrés, telles les dattes).

Voici des points qui aident à éviter le diabète :

Dispersez les 4Rt, 6Rt, 3F et 6MC ;
Tonifiez les 7Rn et 23V.

Oligo-éléments conseillés : Chrome. Cobalt. "Zinc-nickel-cobalt".

4Rt : Situé au centre du bord interne du pied, à la limite des peaux dorsale et plantaire du pied.

6Rt : Situé sur la face interne de la jambe, à 4 travers de doigts au-dessus de la malléole interne, dans un creux derrière le tibia.

3F : Situé au sommet de l'angle que forment les deux premiers métatarsiens écartés.

6MC : Situé à 3 travers de doigts au-dessus du pli de flexion du poignet, entre les deux tendons.

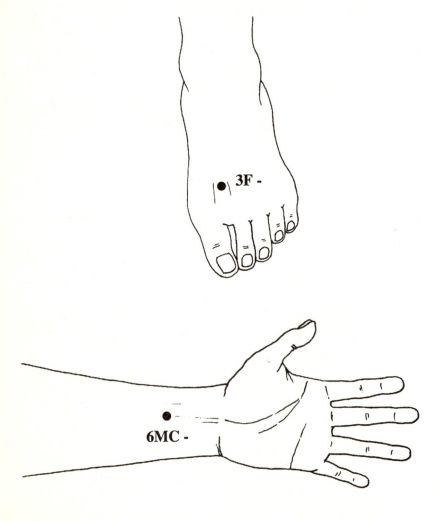

RECETTES

7Rn : Situé à 2 travers de doigts au-dessus de la malléole interne, devant le tendon d'Achille.

23V : Situé au niveau des deuxième et troisième vertèbres lombaires.

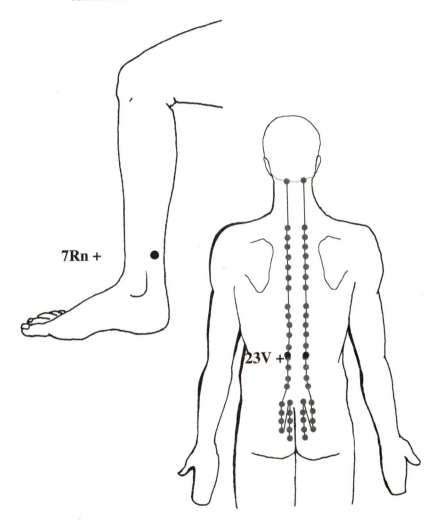

Diarrhée

S'il s'agit d'une diarrhée yin occasionnée par un coup de froid ou un manque de tonus général, faites les points suivants :

Tonifiez les 37E, 7Rn et 23V.

Huile essentielle conseillée :   Sarriette.

37E :   Situé au centre de la jambe, en avant, derrière le tibia, à 8 travers de doigts sous le genou ou 8 travers de doigts au-dessus de la malléole externe.

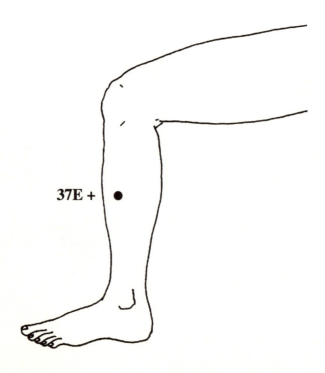

7Rn : Situé à 2 travers de doigts au-dessus de la malléole interne, devant le tendon d'Achille.

23V : Situé au niveau des deuxième et troisième vertèbres lombaires.

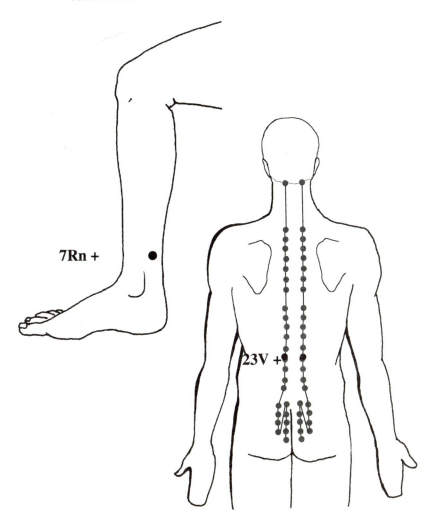

Digestion lente

Tonifiez les 36E, 41E et 12VC.

Huile essentielle conseillée :   Menthe.
Plantes conseillées :   Estragon. Basilic. Romarin.
   Complexe *Digestonic*.

36E : Situé à 4 travers de doigts sous le genou, près du tibia.

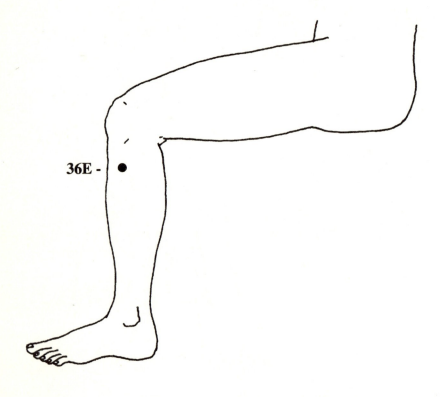

41E : Situé en plein centre du cou-de-pied, dans le creux entre les tendons.

12VC : Situé au centre de l'abdomen, à mi-chemin entre l'ombilic et l'appendice xiphoïde.

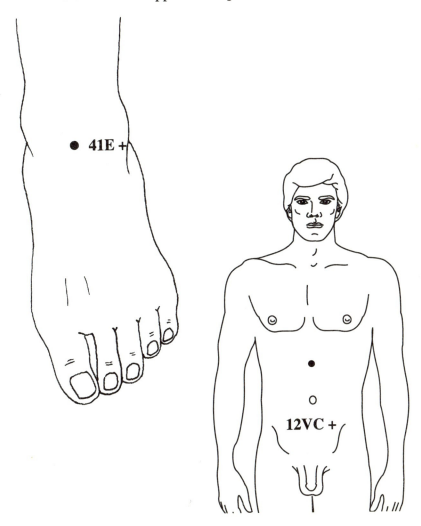

Diurèse excessive

Des urines trop fréquentes peuvent être le signe d'une insuffisance énergétique au niveau des reins et des surrénales, et laissent supposer une diminution des défenses de l'organisme. Dans ce cas, il est de la plus grande importance de tonifier l'énergie des reins, ce qui aura pour effet de stimuler le système de défense immunitaire, tout en favorisant une meilleure filtration sélective et élimination des déchets, évitant ainsi la fuite des minéraux.

Cette stimulation énergétique des reins sera très appréciée dans les cas de rhumatismes, de fatigue et manque de courage, et s'avèrera indispensable chez les indécis.

Tonifiez les 23V et 64V ;
En hiver, tonifiez les 7Rn et 67V.
Au printemps, tonifiez les 10Rn et 66V.
En été, tonifiez le 1Rn.
En automne, tonifiez les 3Rn et 54V.

Huile essentielle conseillée :   Sarriette.
Oligo-éléments conseillés :   "Cuivre-or-argent". Silice.

23V :   Situé au niveau des deuxième et troisième vertèbres lombaires, à 2 travers de doigts de la ligne médiane.

RECETTES

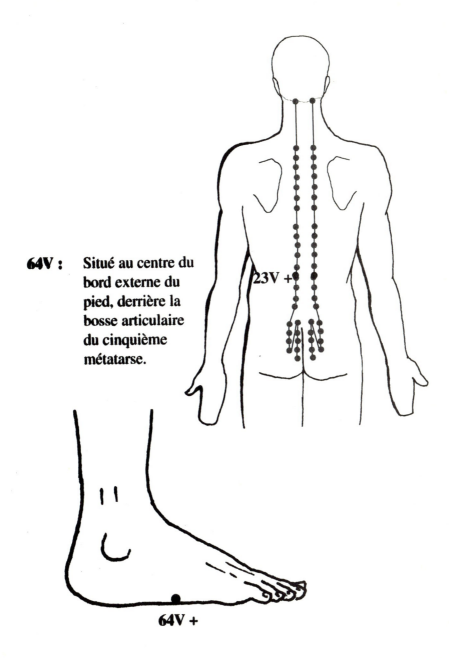

64V : Situé au centre du bord externe du pied, derrière la bosse articulaire du cinquième métatarse.

7Rn : Situé à 2 travers de doigts au-dessus de la malléole interne, devant le tendon d'Achille.

67V : Situé à l'angle unguéal externe du petit orteil.

10Rn : Situé au pli de flexion du genou.

66V : Situé juste après l'articulation du petit orteil.

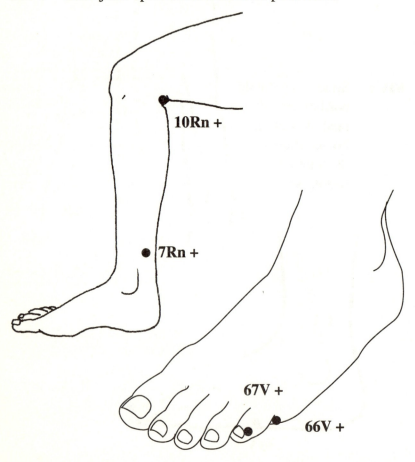

RECETTES

1Rn : Situé sous le pied, entre les deux masses musculaires.

3Rn : Situé juste derrière la malléole interne.

54V : Situé en plein milieu du genou postérieur.

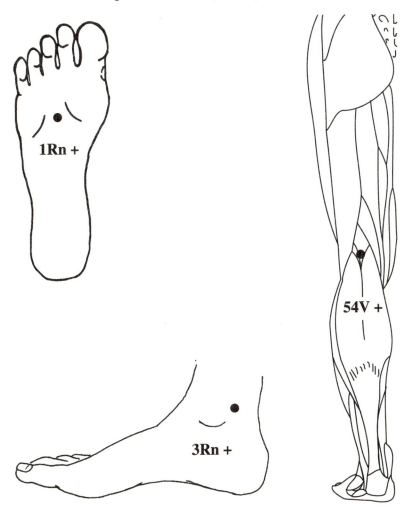

Diurèse insuffisante

Contrairement à la croyance populaire, il n'est pas bon de trop uriner, c'est-à-dire d'uriner plus de 6 fois par jour, et d'aller aux toilettes la nuit. L'eau ainsi évacuée exagérément risque d'emporter avec elle des sels minéraux pouvant entraîner de la décalcification. Mais, dans certains cas, il est nécessaire d'activer une diurèse insuffisante. Si vous urinez trop peu, voici les points qui vous aideront à uriner davantage.

En hiver, dispersez les 65V et 1Rn.
Au printemps, dispersez les 60V et 3Rn.
En été, dispersez les 54V et 3Rn.
En automne, dispersez les 64V et 1Rn.

Huile essentielle conseillée :   Genièvre.
Infusion conseillée :   Queues de cerises.

65V : Situé sur le bord interne du pied, juste avant l'articulation du petit orteil.

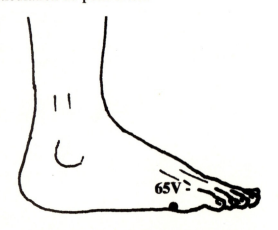

RECETTES

1Rn : Situé sous le pied, entre les deux masses musculaires.

60V : Situé derrière la malléole externe.

3Rn : Situé derrière la malléole interne.

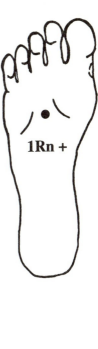
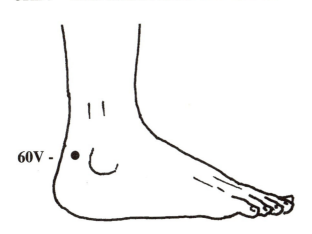
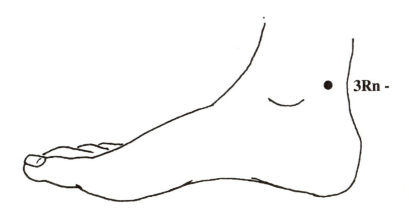

54V : Situé en plein milieu du genou postérieur.

64V : Situé au centre du bord externe du pied.

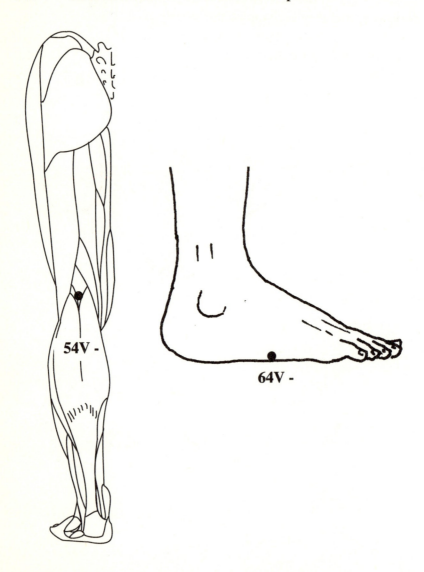

Eczéma

L'eczéma est souvent une réaction allergique à un produit ou une matière que le corps tente de rejeter. Mais les causes peuvent en être multiples. Il faut dire que certains individus ont un terrain qui y prédispose. Quoi qu'il en soit, il s'agira, avant tout, de supprimer la source de l'allergie et d'éviter de consommer, entre autres, sucres, charcuterie et graisses animales.

Infusion conseillée : Pensée sauvage (2 infusions par jour à raison de 20 g de fleurs et feuilles fraîches par litre d'eau).

Oligo-éléments conseillés : Magnésium. Soufre.
Vitamines conseillées : A. E. F (Huile vierge de 1^{ière} pression à froid).

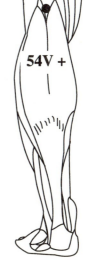

Tonifiez les 54V, 8F et 11GI ;
Dispersez le 13V.

54V : Situé en plein milieu du genou postérieur.

8F : Situé sur le pli de flexion interne du genou, contre l'articulation.

11GI : Situé dans la partie la plus externe du pli de flexion du coude.

13V : Situé au niveau des troisième et quatrième vertèbres dorsales.

8F +

11GI +

13V −

Énergie déficiente

Tonifiez les 36E, 6Rt et 6VC ;
Dispersez le 38V ;
Tonifiez les 23V et 4VG.

Plantes conseillées :   Ginseng. Sarriette. Romarin.

36E :   Situé à 4 travers de doigts sous le genou, entre le jambier antérieur et l'extenseur commun.

6Rt :   Situé sur la face interne de la jambe, à 4 travers de doigts au-dessus de la malléole interne, dans un creux derrière le tibia.

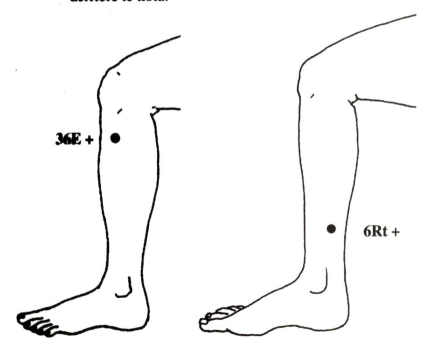

6VC : Situé à 2 travers de doigts sous l'ombilic.

38V : Situé contre le bord intérieur de l'omoplate.

23V : Situé au niveau des deuxième et troisième vertèbres lombaires.

4VG : Situé dans le creux des reins, entre les deuxième et troisième vertèbres lombaires.

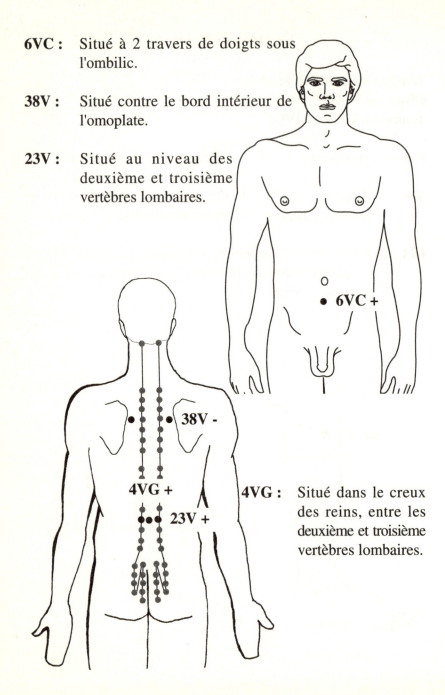

RECETTES

Engelures

Évitez tout réchauffement rapide près d'une source de chaleur trop intense, ainsi que les bouillottes. Consommez de la levure de bière, du germe de blé et de l'huile de germe de blé. Vous pouvez faire un pansement, la nuit, avec de l'huile de germe de blé.

Oligo-éléments conseillés :   Chrome. "Manganèse-cuivre-magnésium-lithium". Soufre.

Les points qui suivent sont à disperser du côté atteint et à tonifier de l'autre côté, *lorsqu'un seul côté est atteint* :

Engelures des mains

Dispersez les 2TR et Tchang Tou.

2TR : Situé entre l'annulaire et l'auriculaire, juste avant l'articulation.

Tchang Tou : Situé entre le majeur et l'index, juste avant l'articulation, côté index.

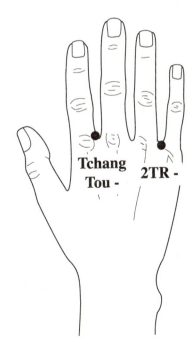

Engelures des pieds

Dispersez le 39E, une fois par jour pendant **une semaine, puis** une à deux fois par semaine pendant **trois semaines.**

39E : Situé sur la face externe **de la jambe, à 4 travers de** doigts au-dessus de **la malléole externe.**

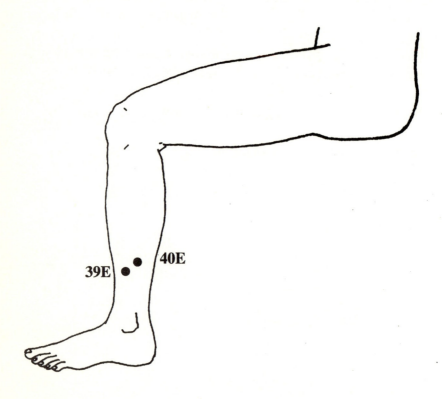

Entorse à la cheville latérale externe

Dans le cas d'un traumatisme sérieux, il est important de s'assurer par radiographie qu'il n'y a pas de fracture.

Voici des points qui permettront de retrouver une intégrité articulaire très rapidement dans le cas d'une entorse simple traitée aussitôt que possible. Deux séances par jour pendant deux ou trois jours, si nécessaire.

Tonifiez les 67V et 44VB des 2 côtés ;
Dispersez les 62V, 60V et 40VB du côté de l'entorse ;
Tonifiez le 2E du côté de l'entorse.

67V : Situé à l'angle unguéal externe du petit orteil.

44VB : Situé à l'angle unguéal externe du quatrième orteil.

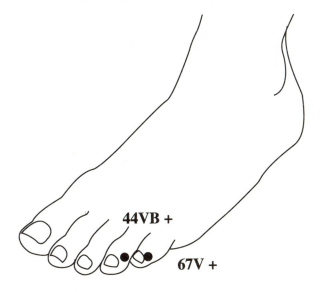

62V : Situé sous la malléole externe.

60V : Situé derrière la malléole externe.

40VB : Situé sur le cou-de-pied, dans un creux, en avant de la malléole externe.

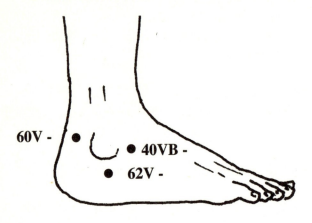

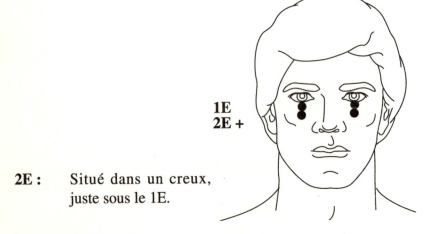

2E : Situé dans un creux, juste sous le 1E.

Épaule
Douleur antéro-externe de l'...

Dispersez le 5TR ;
Tonifiez les 1GI et 11P ;
Dispersez les 15GI et 2P.

5TR : Situé à 2 travers de doigts au-dessus du pli de flexion du poignet, face postérieure, entre les 2 os de l'avant-bras.

1GI : Situé à l'angle unguéal de l'index, côté pouce.

11P : Situé à l'angle unguéal du pouce.

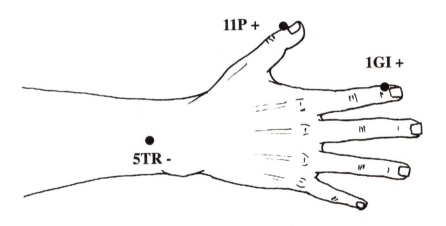

15GI : Situé au moignon de l'épaule, sous l'acromion, dans le creux qui se forme en étendant le bras et en le mettant en abduction.

2P : Situé dans la concavité inférieure de la clavicule, dans le creux qui s'accentue en portant l'épaule vers l'avant.

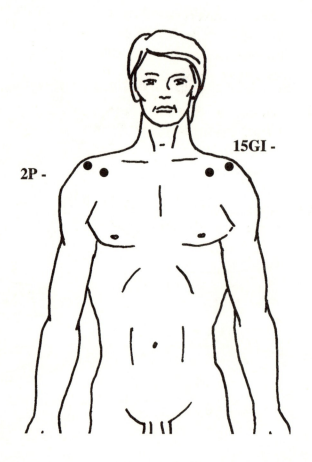

Épaule
Douleur postérieure ou supérieure de l'...

Dispersez les 5TR et 41VB ;
Tonifiez les 1TR et 1IG ;
Dispersez les 15TR, 10IG, 11IG et 20VG.

5TR : Situé à 2 travers de doigts au-dessus du pli de flexion du poignet, face postérieure, entre les 2 os de l'avant-bras.

41VB : Situé au sommet de l'angle que forment les deux derniers métatarsiens.

1TR : Situé à l'angle unguéal de l'annulaire, côté auriculaire.

1IG : Situé à l'angle unguéal de l'auriculaire, côté du bord cubital de la main.

15TR : Situé derrière l'épaule, au bord supérieur du trapèze, près de la pointe supério-interne de l'omoplate, à l'horizontale de la première dorsale.

10IG : Situé sous l'épine de l'omoplate, dans la fosse du sous-épineux.

11IG : Situé au milieu de la fosse du muscle sous-épineux, c'est-à-dire presque au centre de l'omoplate.

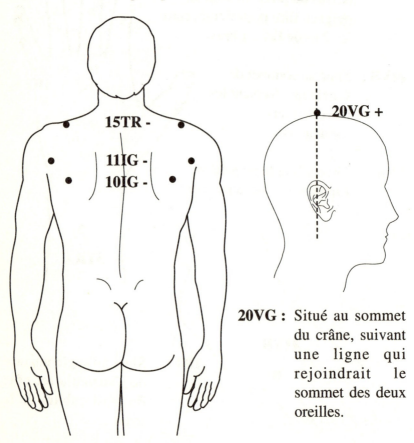

20VG : Situé au sommet du crâne, suivant une ligne qui rejoindrait le sommet des deux oreilles.

Estomac
Brûlures d'...

Dispersez les 45E, 36E et 12VC.

45E : Situé à l'angle unguéal du deuxième orteil, côté du troisième.

36E : Situé à 4 travers de doigts sous le genou, entre le jambier antérieur et l'extenseur commun.

12VC : Situé à mi-chemin entre l'ombilic et l'appendice xiphoïde.

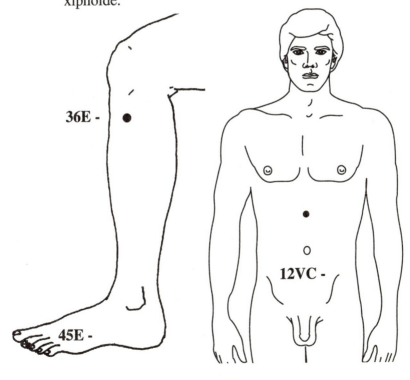

Éternuements fréquents

Ce n'est pas forcément parce que l'on va s'enrhumer que l'on éternue. Les éternuements fréquents n'annoncent pas précisément la venue d'un rhume. Il peuvent résulter d'une réaction allergique ou d'une rhinite chronique.

Dispersez les 5P, 4GI, 20GI et 1V ;
Tonifiez le 8F.

Oligo-éléments conseillés :   "Manganèse-cuivre-magnésium-lithium". Zinc.
Vitamine conseillée :   C (*Acérola Plus*).

5P :   Situé dans le creux du pli du coude, en-dehors du tendon du biceps.

4GI :   Situé au sommet de l'angle que forment les 2 premiers métacarpiens (os du pouce et de l'index), quand ils sont écartés.

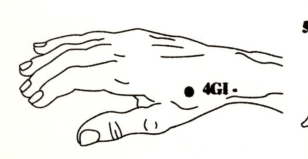

20GI : Situé dans un creux, à côté de la base de l'aile du nez.

1V : Situé à l'angle interne de l'oeil.

8F : Situé sur le pli de flexion interne du genou, contre l'articulation.

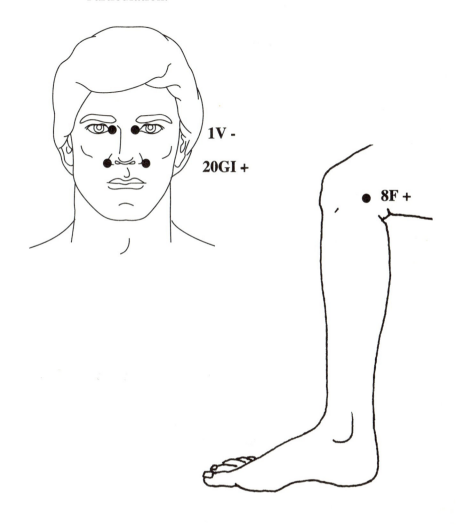

Évanouissement

Pour réanimer une personne évanouie, un seul de ces points peut suffire. Choisissez celui qui vous semble le plus pratique à stimuler. Si, au bout de 2 minutes, vous n'avez pas obtenu de résultat, essayez un autre point car les résultats doivent être rapides.

Tonifiez le 1Rn, le 4GI ou le 26VG.

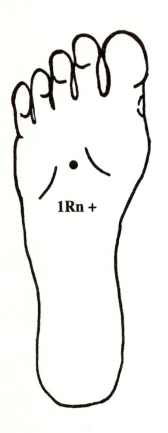

1Rn : Situé sous le pied, entre les deux masses musculaires.

4GI : Situé dans l'angle que forment les deux premiers métacarpiens, avant et contre la base du deuxième métacarpien.

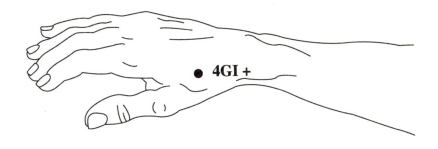

26VG : Situé dans le creux juste sous le nez.

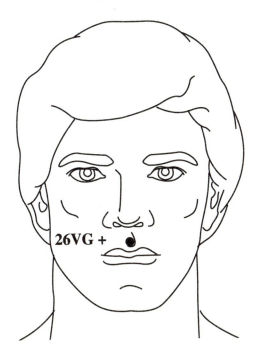

Fatigue

Tonifiez les 12VC, 6VC, 36E, 6Rt et 9P.

Huile essentielle conseillée : Sarriette (en friction sur la région lombaire, le matin après la douche).

Oligo-éléments conseillés : **Fatigue du soir :** "Manganèse-cuivre-magnésium-lithium".
Fatigue dès le matin : "Cuivre-or-argent".

12VC : Situé à mi-chemin entre l'ombilic et la pointe du sternum.

6VC : Situé à 2 travers de doigts sous l'ombilic.

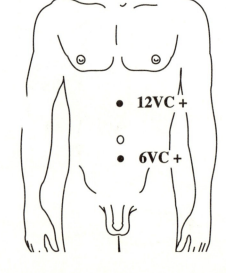

RECETTES

36E : Situé à 4 travers de doigts sous le genou, entre le jambier antérieur et l'extenseur commun.

6Rt : Situé sur la face interne de la jambe, à 4 travers de doigts au-dessus de la malléole interne, dans un creux derrière le tibia.

9P : Situé dans la gouttière radiale, sur le pli du poignet, c'est-à-dire avant la styloïde radiale.

Fièvre

La fièvre résulte d'un combat que mène le système de défense de notre organisme contre les microbes, les virus... Elle représente donc un processus nécessaire. Mais dans le cas où elle se prolongerait ou deviendrait trop intense, voici deux points qui aideront à la faire baisser rapidement :

Dispersez les 5TR et 10Rt.

5TR : Situé à 2 travers de doigts au-dessus du pli de flexion du poignet, face postérieure, entre les 2 os de l'avant-bras.

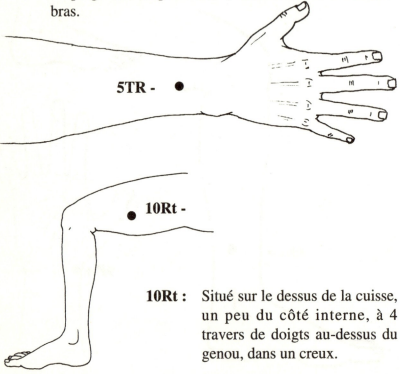

10Rt : Situé sur le dessus de la cuisse, un peu du côté interne, à 4 travers de doigts au-dessus du genou, dans un creux.

Foie paresseux

Il existe de nombreux points capables de stimuler les fonctions hépatiques. En voici trois qui ne manqueront pas de vous étonner par leur efficacité :

Tonifiez les 3F, 8F, 14F et 18V.

3F : Situé au sommet de l'angle que forment les deux premiers métatarsiens écartés.

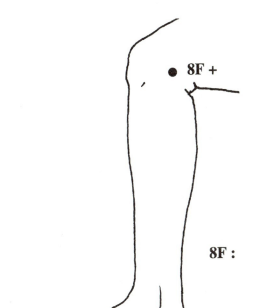

8F : Situé sur le pli interne de flexion du genou, contre l'articulation.

14F : Situé entre la sixième et la septième côte, sur la ligne du mamelon.

18V : Situé au niveau des neuvième et dixième vertèbres dorsales.

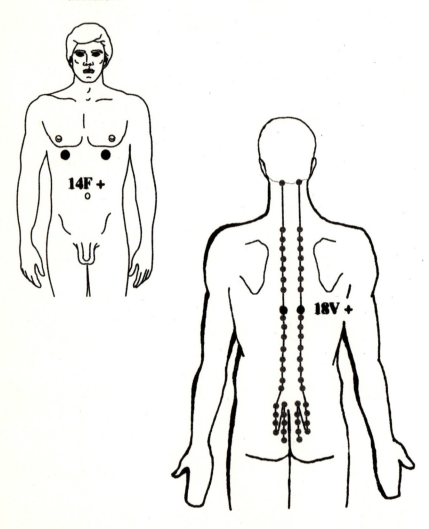

Gencives
Pour fortifier les...

Si l'on veut conserver de belles dents, il est très important d'avoir soin de ses gencives en évitant les dépôts de tartre. Un conseil : rincez-vous toujours la bouche avec de l'eau salée, après chaque repas et n'oubliez surtout pas de le faire avant le coucher.

Oligo-éléments conseillés :   Magnésium. Silice.

Tonifiez les 45E, 1GI, 7E et les gencives.

45E : Situé à l'angle unguéal du deuxième orteil, côté du troisième.

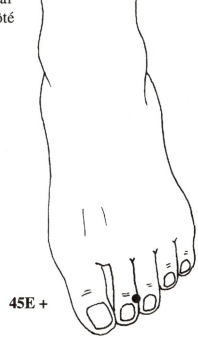

45E +

L'ÉNERGIE QUI GUÉRIT

7E : Situé en avant de l'oreille, dans un creux qui se ferme en ouvrant la bouche.

1GI : Situé à l'angle unguéal de l'index, côté pouce.

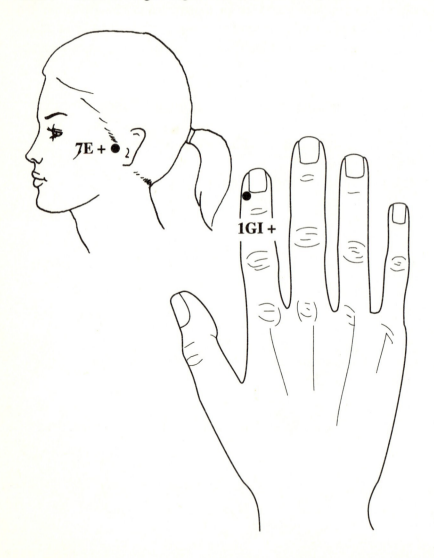

Gorge
Mal de...

Un mal de gorge doit être combattu dès les premiers signes d'apparition car il peut dégénérer en grippe, sinusite ou autre trouble plus grave comme le rhumatisme articulaire aigu qui "lèche les articulations mais mord le cœur". Cela veut dire que si les enflures et les douleurs articulaires ne durent pas, ils peuvent par contre laisser des séquelles cardiaques. Il est toujours prudent d'éliminer rapidement un mal de gorge. Vous pouvez vous gargariser avec de l'eau salée et du jus de citron.

Tonifiez les 1GI, 9P, 11P, 7Rn, 22VC et 23VC.

Vitamine conseillée : C (*Acérola Plus*).
Oligo-éléments conseillés : Iode. "Manganèse-cuivre-magnésium-lithium". Soufre.

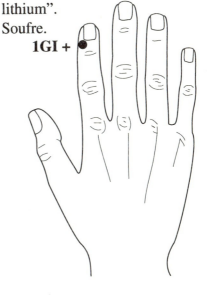

1GI +

1GI : Situé à l'angle unguéal de l'index, côté pouce.

9P : Situé dans la gouttière radiale, sur le pli du poignet, c'est-à-dire avant la styloïde radiale.

11P : Situé à l'angle unguéal du pouce.

7Rn : Situé à 2 travers de doigts au-dessus de la malléole interne, devant le tendon d'Achille.

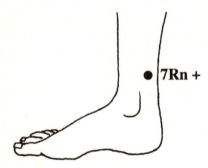

22VC : Situé dans le creux au-dessus de la fourchette sternale.

23VC : Situé au-dessus de la pomme d'Adam.

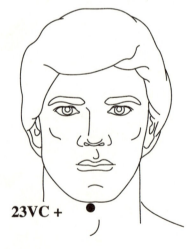

Gros orteil
Douleur au...

La plus fréquente et la plus douloureuse forme de douleur au gros orteil est sans conteste la goutte. L'articulation du gros orteil est enflée, rouge, chaude et très douloureuse.

Une alimentation saine s'impose : supprimez alcool, charcuterie et sucre. Mangez des légumes, de la salade, des fruits, des céréales complètes.

Décoction conseillée : Aubier de tilleul. Orthosyphon.
Huile essentielle conseillée : Genièvre.
Oligo-éléments conseillés : Iode. Magnésium. Soufre. Zinc.
Vitamines conseillées : B_{15}. C. PP.

Dispersez les 4Rt, 5Rt et 3F.

4Rt : Situé au centre du bord interne du pied, à la limite des peaux dorsale et plantaire du pied.

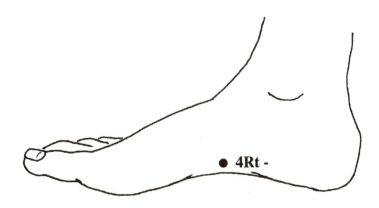

5Rt : Situé en avant de la malléole interne, sur le cou-de-pied, à l'intérieur du tendon du jambier antérieur, dans le creux qui se forme lorsque le pied est porté vers l'intérieur.

3F : Situé sur le pied, au sommet de l'angle que forment les deux premiers métatarsiens écartés, contre l'os du gros orteil.

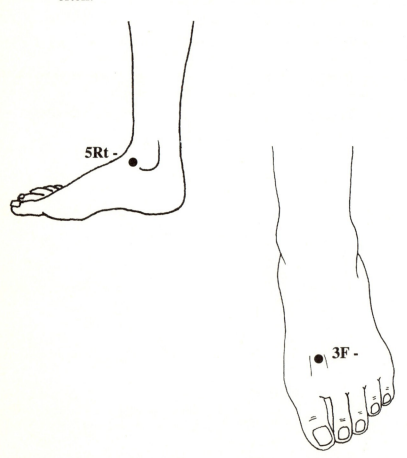

Hémorroïdes

Il faut favoriser le transit intestinal en mangeant suffisamment de légumes, fruits, salades, céréales complètes et d'huile vierge 1^{ière} pression à froid. Voici des points qui vous soulageront immédiatement et vous éviteront peut-être une intervention chirurgicale :

Tonifiez le 1Rt ;
Dispersez les 57V, 1VG et 28V.

Huile essentielle conseillée : Cyprès (en application directe sur les hémorroïdes).
Vitamines conseillées : A. E.

1Rt : Situé à l'angle unguéal du gros orteil, du côté interne.

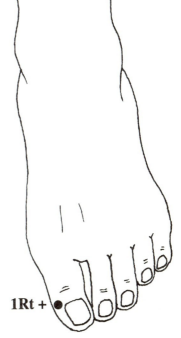

57V : Situé derrière la jambe, sous le mollet.

1VG : Situé sur la pointe du coccyx.

28V : Situé à 2 travers de doigts en dehors du deuxième trou sacré.

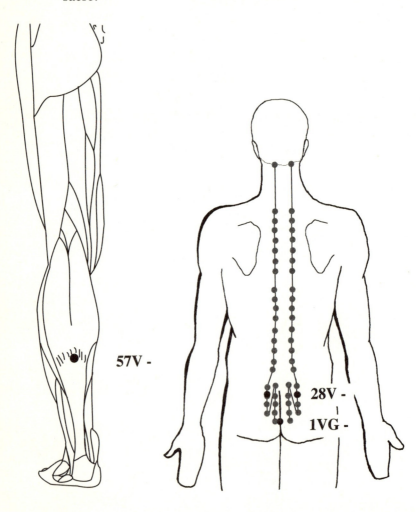

Hépatiques
Troubles...

Consommez :	Fruits. Légumes. Céréales complètes. Huiles vierges 1^{ière} pression à froid.
Évitez :	Graisses animales. Alcool. Café. Tabac.
Buvez :	Des jus de citron fraîchement pressé.
Infusion conseillée :	Romarin.
Oligo-élément conseillé :	Zinc.
Plante conseillée :	Fumeterre.
Vitamines conseillées :	B_6. C.

Dispersez les 4Rt, 3F, 8F et 14F.

4Rt : Situé au centre du bord interne du pied, à la limite des peaux dorsale et plantaire du pied.

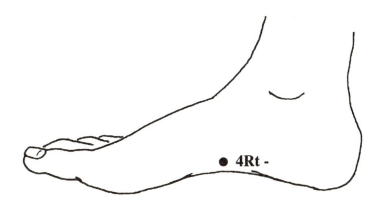

3F : Situé sur le pied, au sommet de l'angle que forment les deux premiers métatarsiens écartés, contre l'os du gros orteil.

8F : Situé sur le pli interne de flexion du genou, contre l'articulation.

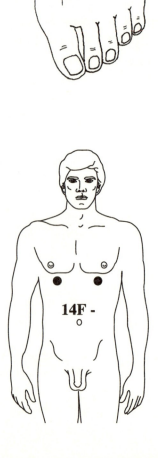

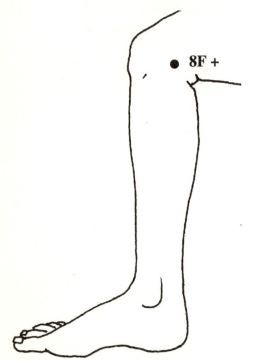

14F : Situé entre la sixième et la septième côte, sur la ligne du mamelon.

RECETTES

Hypoglycémie

Mangez des légumes, des fruits et des céréales complètes. Supprimez le sucre qui incite l'élaboration d'insuline par le pancréas et, par là-même, le retour à l'hypoglycémie.

Tonifiez les 36E, 6Rt, 7Rn et 3IG ;
Dispersez le 2F ;
Tonifiez le 2Rt.

Oligo-éléments conseillés :   Magnésium. Manganèse, Zinc.
Vitamines conseillées : B_6. C.

36E : Situé à 4 travers de doigts sous le genou, entre le jambier antérieur et l'extenseur commun.

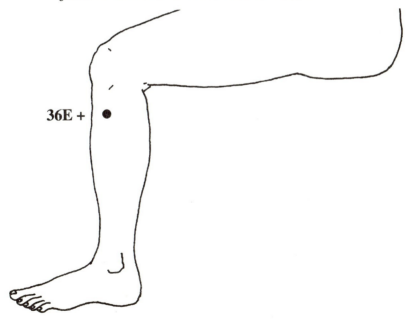

6Rt : Situé sur la face interne de la jambe, à 4 travers de doigts au-dessus de la malléole interne, dans un creux derrière le tibia.

7Rn : Situé à 2 travers de doigts au-dessus de la malléole interne, devant le tendon d'Achille.

3IG : Situé juste après l'articulation métacarpo-phalangienne.

2F : Situé dans le premier espace interdigital.

2Rt : Situé au bord interne du pied, juste avant la bosse articulaire du gros orteil.

Incontinence urinaire

Tonifiez les 7Rn, 23V, 25VB et 64V.

Oligo-élément conseillé :   "Cuivre-or-argent".

7Rn :   Situé à 2 travers de doigts au-dessus de la malléole interne, devant le tendon d'Achille.

23V :   Situé au niveau des deuxième et troisième vertèbres lombaires, à 2 travers de doigts de chaque côté.

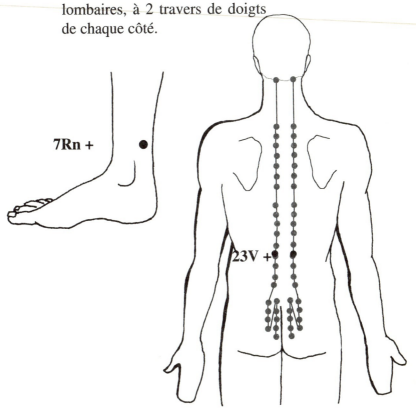

25VB : Situé à l'extrémité de la douzième côte, qui est la côte flottante dont la pointe apparaît sur les côtés de la base du thorax.

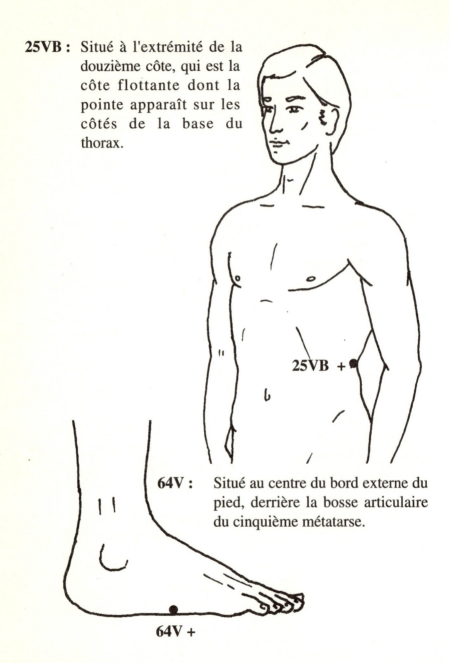

64V : Situé au centre du bord externe du pied, derrière la bosse articulaire du cinquième métatarse.

Insatisfaction perpétuelle

Tonifiez les 9P, 4GI et 7Rn ;
Dispersez le 40VB.

9P : Situé dans la gouttière radiale, sur le pli du poignet, c'est-à-dire avant la styloïde radiale.

4GI : Situé dans l'angle que forment les deux premiers métacarpiens, avant et contre la base du deuxième métacarpien.

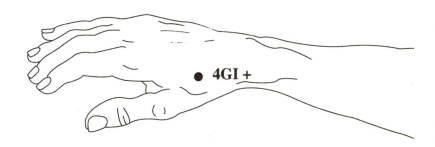

7Rn : Situé à 2 travers de doigts au-dessus de la malléole interne, devant le tendon d'Achille.

40VB : Situé sur le cou-de-pied, dans un creux, en avant de la malléole externe.

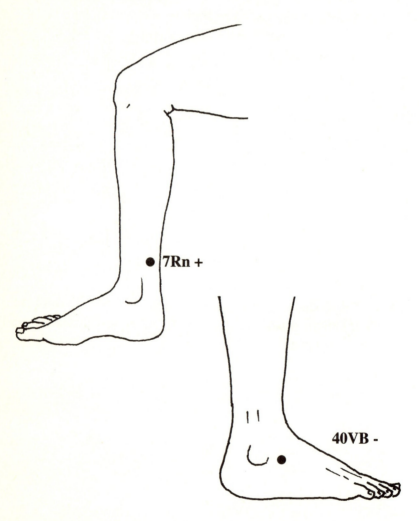

RECETTES

Jambes lourdes

Il est conseillé de commencer par le MV Tae Mo (page 237), surtout si vous avez une lombalgie horizontale, des ballonnements ou par le MV Tchrong Mo (page 255), surtout si vous souffrez de troubles hormonaux, gynécologiques ou menstruels...

Dispersez les 5Rt, 6Rt et 32E ;
Tonifiez les 1F et 2F ;
Dispersez le 3F.

5Rt : Situé en avant de la malléole interne, sur le cou-de-pied, à l'intérieur du tendon du jambier antérieur, dans le creux qui se forme lorsque le pied est porté vers l'intérieur.

6Rt : Situé sur la face interne de la jambe, à 4 travers de doigts au-dessus de la malléole interne, dans un creux derrière le tibia.

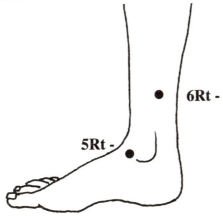

32E : Situé au milieu de la face antérieure de la cuisse.

1F : Situé à l'angle externe du gros orteil.

2F : Situé dans le premier espace inter-digital.

3F : Situé au sommet de l'angle que forment les deux premiers métatarsiens écartés.

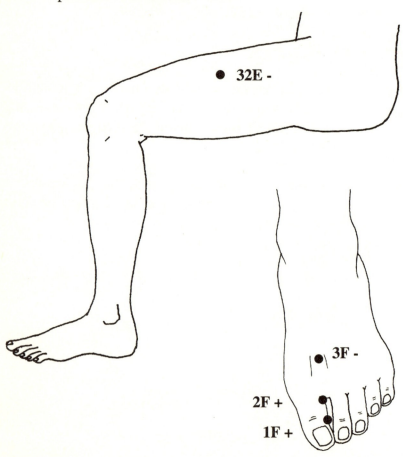

Lombalgie en ceinture

Voici des points qui font des merveilles dans le cas de lombalgie horizontale (communément appelée la "barre dans les reins").

Faites le MV Tae Mo (page 237) ;
Dispersez les 40VB et 54V.

Dans le cas où il subsisterait quelques points douloureux, les disperser également.

Huiles essentielles conseillées : Complexe de camomille, thym et marjolaine (en friction).

40VB : Situé sur le cou-de-pied, dans un creux, en avant de la malléole externe.

54V : Situé en plein milieu du genou postérieur.

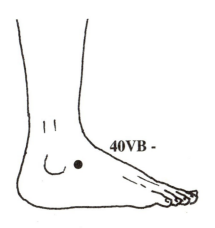
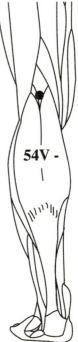

Lombalgie sur la colonne vertébrale

Dispersez les 3IG et 62V ;
Tonifiez le 1VG ;
Dispersez les points douloureux ;
Tonifiez le 26VG.

Huiles essentielles conseillées : Genièvre. Thym. En friction.

3IG : Situé juste après l'articulation métacarpo-phalangienne.

62V : Situé sous la malléole externe.

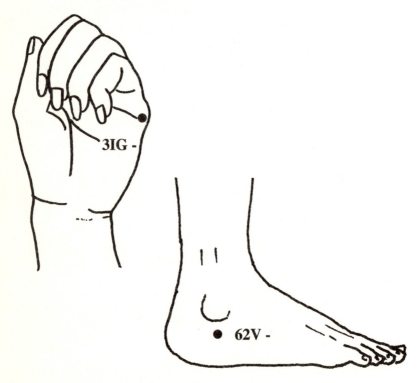

RECETTES

1VG : Situé sur la pointe du coccyx.

26VG : Situé dans le creux juste sous le nez.

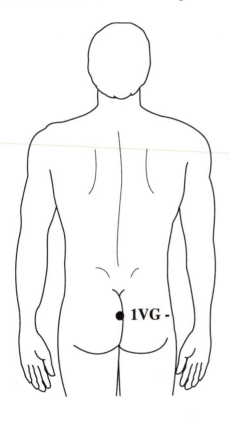
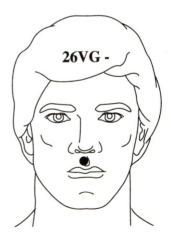

Lombalgie verticale

Si la douleur n'est pas exactement située sur la colonne vertébrale, mais plus spécialement de chaque côté de celle-ci, voici les points qu'il faut stimuler dans l'ordre énoncé.

Dispersez les 62V, 3IG et 54V ;
Tonifiez le 67V.

62V : Situé sous la malléole externe.

3IG : Situé juste après l'articulation métacarpo-phalangienne.

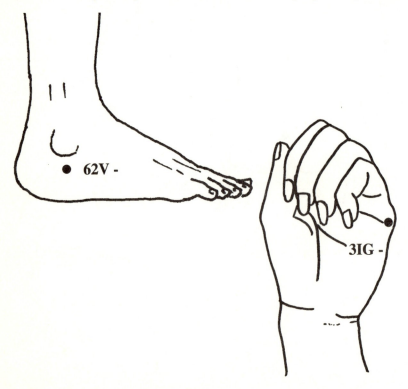

RECETTES

54V :   Situé en plein milieu du genou postérieur.

67V :   Situé à l'angle unguéal externe du petit orteil.

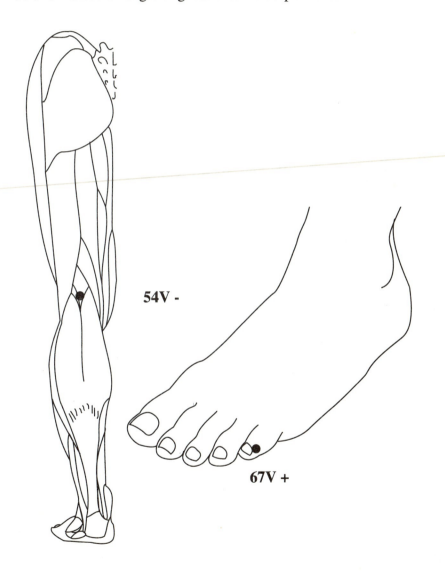

Mémoire
Pour stimuler la...

Dispersez les 7P et 6MC ;
Tonifiez les 2Rt, 3C, 20VG et 11GI.

Oligo-éléments conseillés :   Magnésium. Phosphore. Zinc.
Vitamine conseillée : B_1.

7P : Situé dans la gouttière radiale où l'on sent battre l'artère, à 3 travers de doigts au-dessus du pli du poignet, c'est-à-dire au-dessus de la styloïde radiale.

6MC : Situé à 3 travers de doigts au-dessus du pli de flexion du poignet, entre les deux tendons.

2Rt : Situé au bord interne du pied, juste avant la bosse articulaire du gros orteil.

RECETTES

3C : Situé sur le pli de flexion interne du coude, au niveau de l'articulation des deux os.

20VG : Situé au sommet du crâne, suivant une ligne qui rejoindrait le sommet du lobule des deux oreilles.

11GI : Situé dans la partie la plus externe du pli de flexion du coude.

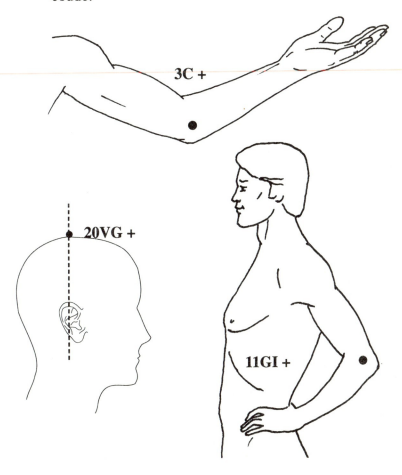

Migraine

Le mal de tête siège au-dessus des yeux, au niveau des sourcils, et souvent suivant un point bien précis qui peut être au centre. La cause est souvent reliée à des troubles digestifs, plus particulièrement au niveau du foie et de la vésicule biliaire (même après l'ablation de cette dernière).

Évitez :   Alcool. Café. Chocolat.
Consommez :   Huiles vierges de 1^{ière} pression à froid. Citron.

Dispersez les 7P, 40VB, 3F et 20VB.

7P : Situé dans la gouttière radiale où l'on sent battre l'artère, à 3 travers de doigts au-dessus du pli du poignet, c'est-à-dire au-dessus de la styloïde radiale.

40VB : Situé sur le cou-de-pied, dans un creux, en avant de la malléole externe.

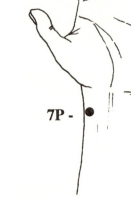

3 F : Situé sur le pied, au sommet de l'angle que forment les deux premiers métatarsiens écartés, contre l'os du gros orteil.

20VB : Situé derrière la nuque, sous les bosses occipitales.

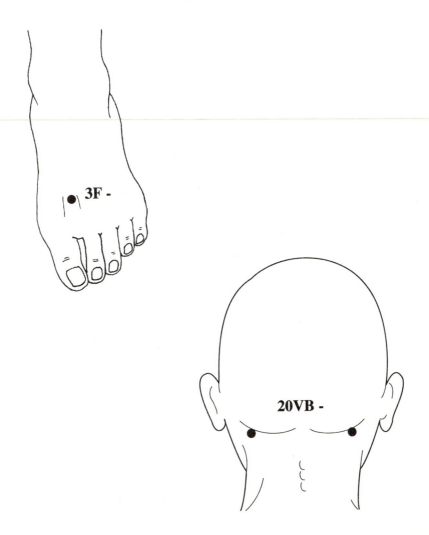

Mucosités
Pour assécher les...

Tonifiez le 2Rt ;
Dispersez les 40E et 36E ;
Tonifiez le 10P et 5Rt.

2Rt : Situé au bord interne du pied, juste avant la bosse articulaire du gros orteil.

40E : Situé presque mi-jambe, à 2 travers de doigts de la crête tibiale, un peu au-dessus du 39E et en dehors, entre les muscles, en avant du péroné.

36E : Situé à 4 travers de doigts sous le genou, entre le jambier antérieur et l'extenseur commun.

10P : Situé en plein milieu du premier métacarpien, sur l'éminence thénar, au niveau de l'insertion du bord interne du muscle du court abducteur du pouce.

5Rt : Situé en avant de la malléole interne, sur le cou-de-pied, à l'intérieur du tendon du jambier antérieur, dans le creux qui se forme lorsque le pied est porté vers l'intérieur.

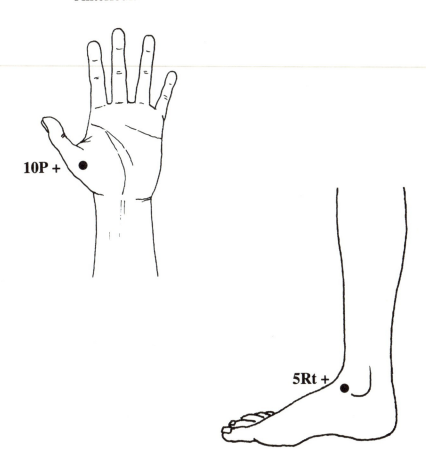

Nausée

Dispersez les 40VB, 21Rn et 36E.

40VB : Situé sur le cou-de-pied, dans un creux, en avant de la malléole externe.

21Rn : Situé sur le thorax, à 2 travers de doigts de la ligne médiane, au niveau de la pointe de l'appendice xiphoïde.

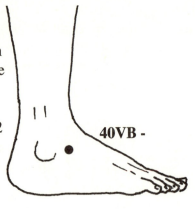

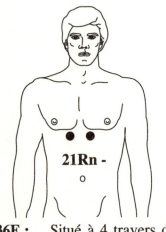

36E : Situé à 4 travers de doigts sous le genou, entre le jambier antérieur et l'extenseur commun.

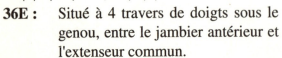

Nervosité

Voici quelques points dont l'action calmante et équilibrante sur le système nerveux est très appréciable :

Dispersez les 6MC, 36E et 3F.

Oligo-élément conseillé :   Magnésium.
Vitamine conseillée :   B.

6MC : Situé à 3 travers de doigts au-dessus du pli de flexion du poignet, entre les deux tendons.

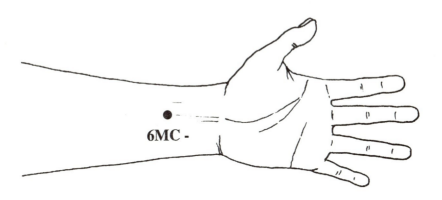

36E : Situé à 4 travers de doigts sous le genou, près du tibia.

3F : Situé sur le pied, au sommet de l'angle que forment les deux premiers métatarsiens écartés, contre l'os du gros orteil.

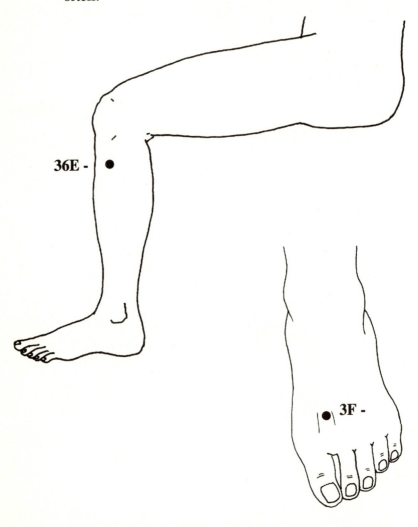

Nez bouché

Dispersez les 4GI, 20GI, 66V, 10V, 1V et 24VC.

4GI : Situé dans l'angle que forment les deux premiers métacarpiens, avant et contre la base du deuxième métacarpien.

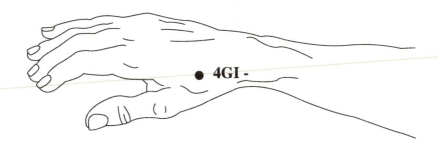

20GI : Situé dans un creux juste sous l'aile du nez.

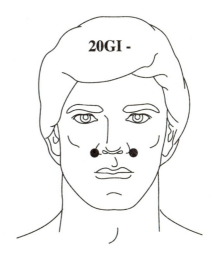

66V : Situé juste après l'articulation du petit orteil.

10V : Situé derrière la nuque sous les bosses occipitales.

1V : Situé à l'angle interne de l'oeil.

24VC : Situé dans un creux entre la pointe du menton et la lèvre inférieure.

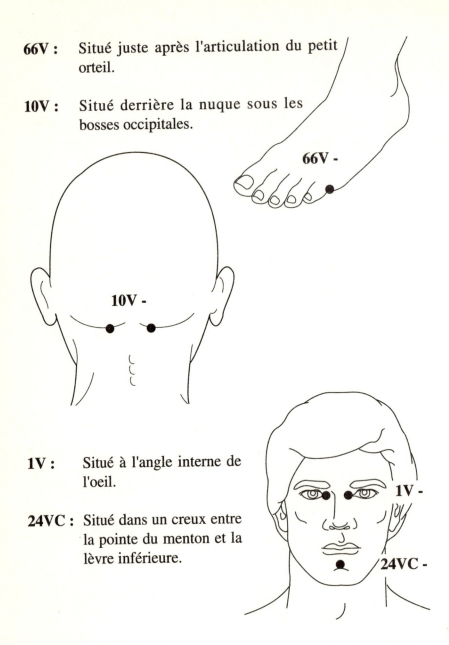

Nez coulant

Tonifiez les 67V et 1GI.

67V : Situé à l'angle unguéal externe du petit orteil.

1GI : Situé à l'angle unguéal de l'index, côté pouce.

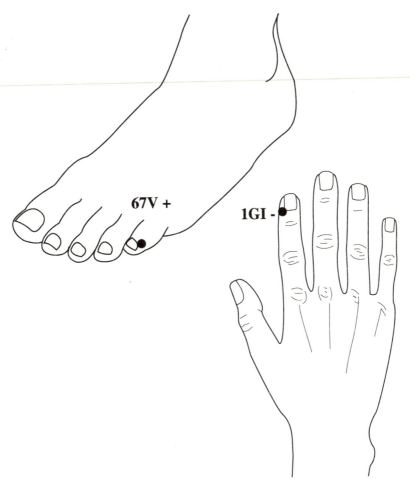

Prostate
Troubles de la...

Dispersez les 6Rn, 4Rt, 54V et 64V ;
Tonifiez les 31V et 32V.

6Rn : Situé sous la malléole interne.

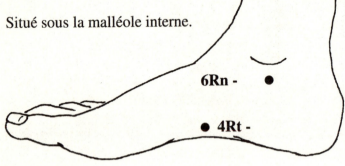

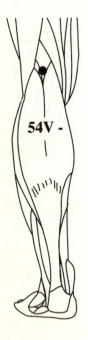

4Rt : Situé au centre du bord interne du pied, à la limite de la peau dorsale et de la peau plantaire du pied.

54V : Situé en plein milieu du genou postérieur.

64V : Situé au centre du bord externe du pied, en avant de la bosse articulaire du cinquième métatarse.

31V : Situé dans le premier trou sacré.

32V : Situé dans le deuxième trou sacré.

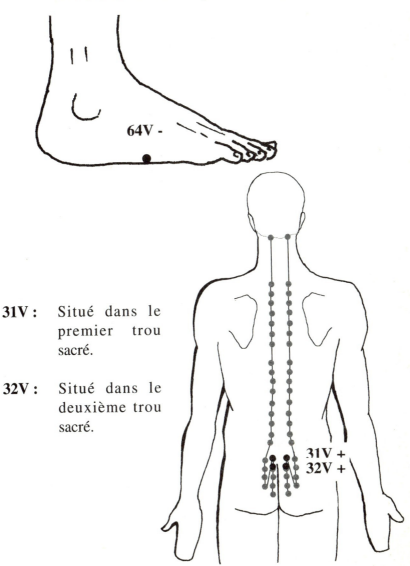

Résultats scolaires
Pour améliorer les...

Ce point favorise la concentration et rend l'esprit plus apte à faire la synthèse et à résoudre les équations mathématiques.

Tonifiez le 2Rt.

2Rt :   Situé au bord interne du pied, juste avant la bosse articulaire du gros orteil.

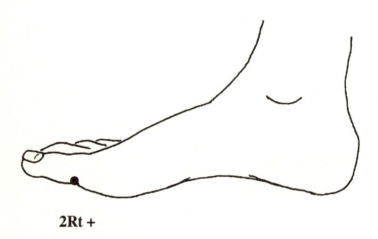

2Rt +

Sexualité affaiblie

Tonifiez les 23V, 4VG, 5VC et 7Rn.

Plantes conseillées : Ginseng. Sarriette.

23V : Situé de chaque côté de la colonne vertébrale au niveau des deuxième et troisième vertèbres lombaires.

4VG : Situé dans le creux des reins, entre les deuxième et troisième vertèbres lombaires.

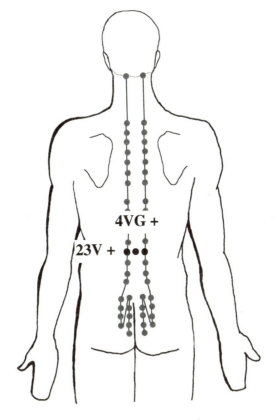

L'ÉNERGIE QUI GUÉRIT

5VC : Situé à 1 travers de pouce au-dessus du 4VC.

7Rn : Situé à 2 travers de doigts au-dessus de la malléole interne, devant le tendon d'Achille.

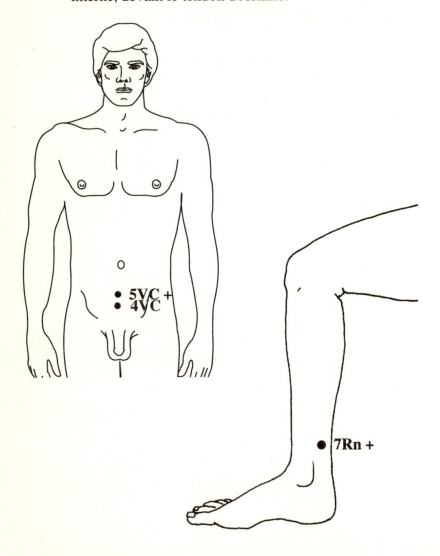

Soif exagérée

Dispersez le 2F ;
Tonifiez le 1Rn ;
Dispersez le 24VC.

2F : Situé dans le premier espace interdigital.

1Rn : Situé sous le pied, entre les deux masses musculaires.

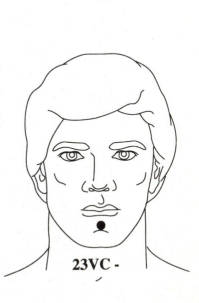

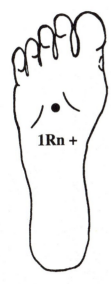

24VC : Situé dans un creux entre la pointe du menton et la lèvre inférieure.

Spasmes du bas-ventre

Dispersez les 6MC et 9Rt.

6MC : Situé à 3 travers de doigts au-dessus du pli de flexion du poignet, entre les deux tendons.

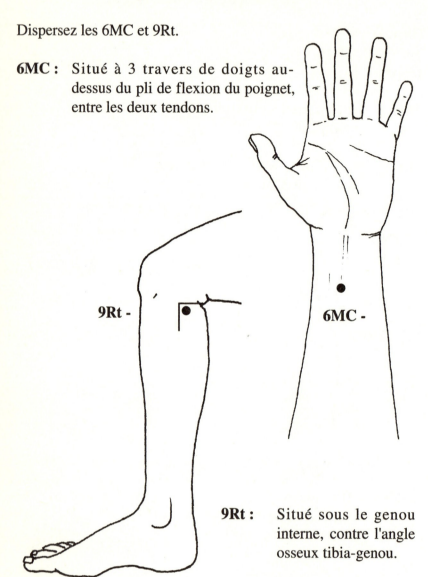

9Rt : Situé sous le genou interne, contre l'angle osseux tibia-genou.

Stress

Dispersez les 6MC, 36E et 17VC ;
Tonifiez le 6VC.

6MC : Situé à 3 travers de doigts au-dessus du pli de flexion du poignet, entre les deux tendons.

6MC -

36E -

36E : Situé à 4 travers de doigts sous le genou, entre le jambier antérieur et l'extenseur commun.

6VC : Situé à 2 travers de doigts sous l'ombilic.

17VC : Situé sur le sternum, entre les seins.

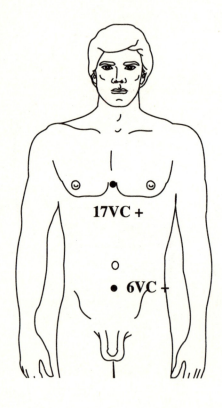

Tabagisme

Avec de la volonté, les points cités vous aideront à vous libérer de cet esclavage coûteux et terriblement dangereux.

Huile essentielle conseillée :   Sassafras (frictionnez le plexus solaire avec une goutte, prenez 1 goutte sur la langue entre les repas, 2 fois par jour).
Cure anti-tabac: *"Nicostop"* et *"Santaba"*.

Dispersez les 40VB, 8VB, 4GI et 36E.

40VB : Situé sur le cou-de-pied, dans un creux, en avant de la malléole externe.

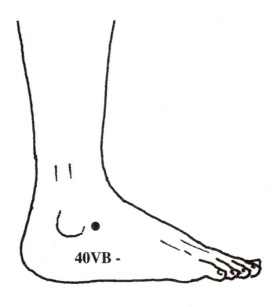

8VB : Situé à 2 travers de doigts au-dessus de la partie la plus élevée du pavillon de l'oreille, dans un creux.

4GI : Situé au sommet de l'angle que forment les 2 premiers métacarpiens (os du pouce et de l'index) quand ils sont écartés.

36E : Situé à 4 travers de doigts sous le genou, près du tibia.

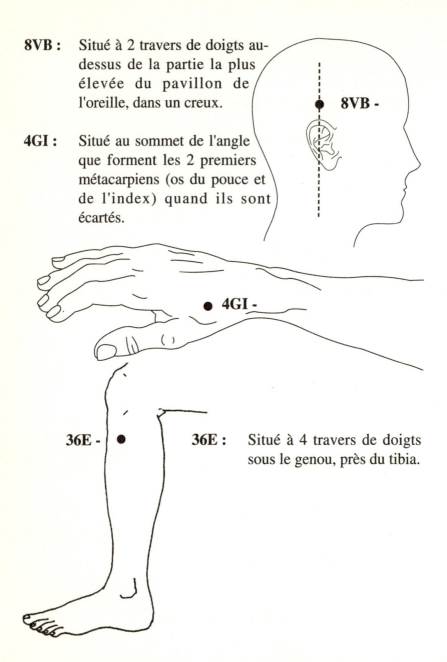

Toux

Dispersez les 7P et 22VC ;
Tonifiez les 7Rn et 23V.

Huile essentielle conseillée :   Menthe (en inhalation).
Oligo-élément conseillé :   "Manganèse-cobalt".
Vitamine conseillée :   C.

7P :   Situé dans la gouttière radiale où l'on sent battre l'artère, à 3 travers de doigts au-dessus du pli du poignet.

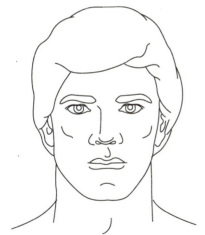

22VC : Situé dans le creux au-dessus de la fourchette sternale.

7Rn : Situé à 2 travers de doigts au-dessus de la malléole interne, devant le tendon d'Achille.

23V : Situé au niveau des deuxième et troisième vertèbres lombaires.

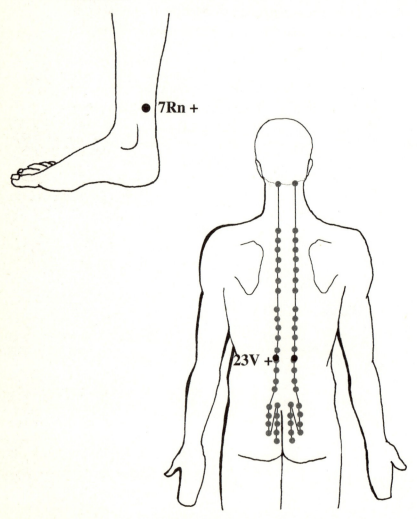

Trac

Tonifiez les 5C, 36E et 1Rn.

5C : Situé sur le bord interne du poignet, dans la gouttière cubitale, en face du petit os (styloïde).

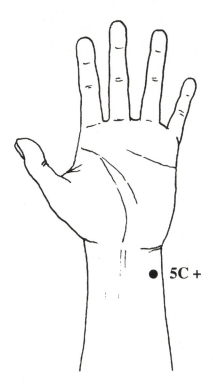

36E : Situé à 4 travers de doigts sous le genou, entre le jambier antérieur et l'extenseur commun.

1Rn : Situé sous le pied, entre les deux masses musculaires.

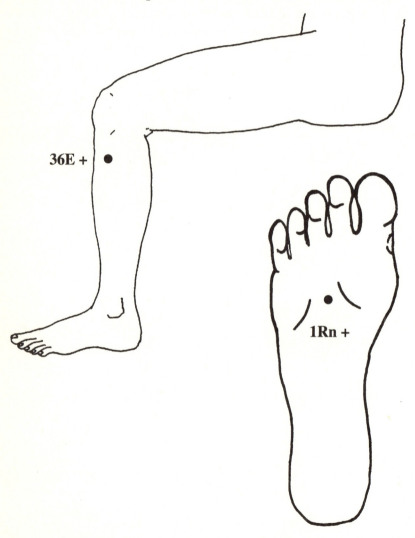

Transpiration excessive

Plusieurs causes peuvent en être responsables : faiblesse des reins, excitation du système nerveux parasympathique, vide énergétique, faiblesse générale.

Tonifiez les 7Rn et 1IG ;
Dispersez le 10V.

Oligo-élément conseillé :   Zinc.
Vitamine conseillée :   E.

7Rn : Situé à 2 travers de doigts au-dessus de la malléole interne, devant le tendon d'Achille.

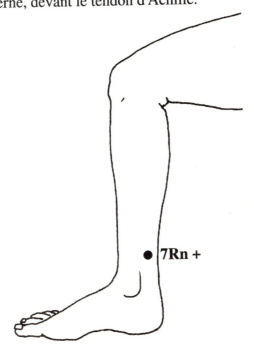

1IG : Situé à l'angle unguéal de l'auriculaire, côté bord de la main.

10V : Situé derrière la nuque, sous les bosses occipitales, à 2 travers de doigts de la ligne médiane.

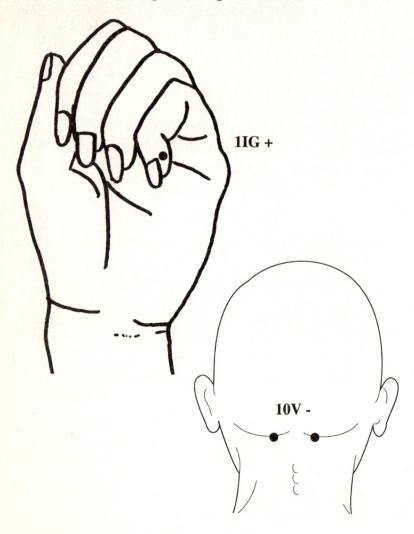

Verrues

En association avec les points qui suivent, il est conseillé de faire la cure magnésique suivante : Mettez 20 g de chlorure de magnésium dans un litre d'eau pure (type *Volvic, Mont-Roucous, Naya*...). Prenez un verre de cette solution, le matin, à jeun durant 21 jours.

Il n'est pas nécessaire de prendre tous les médicaments naturels proposés. Quelquefois, le seul fait de faire les points à raison de 2 fois par jour pendant 4 à 7 jours suffit à faire tomber les verrues. Mais il est peut-être souhaitable d'associer l'homéopathie et les oligo-éléments, surtout le magnésium, pour traiter le terrain et éviter leur réapparition. Quant à l'huile essentielle de lavande, elle est aseptisante, régénérante et cicatrisante.

Oligo-éléments conseillés :	Magnésium. Silice. Zinc.
Homéopathie conseillée :	Thuya 4 CH (3 granules, 3 fois par jour, durant 10 jours), Nitricum Acidum 4 CH (3 granules, 3 fois par jour, durant 10 jours).
Huile essentielle conseillée :	Lavande.
Teinture-mère conseillée :	Thuya (3 gouttes appliquées directement sur les verrues).
Vitamines conseillées :	E. F (huiles vierges 1e pression à froid).

Tonifiez le 39E ;
Dispersez tous les points situés autour et au centre des verrues avec le *Puncteur Électronique*™.

39E : Situé sur la face externe de la jambe, à 4 travers de doigts au-dessus de la malléole externe.

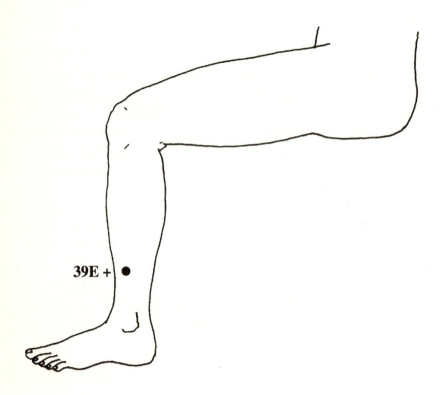

Vers intestinaux

Le type de vers intestinaux le plus retrouvé est l'*oxyure*. Il est petit, à moins d'un centimètre de long, pond ses œufs au niveau de l'anus et provoque des démangeaisons. L'enfant qui en est atteint se gratte et porte ensuite souvent ses doigts à la bouche. Il se contamine donc continuellement. Il faut éviter que cela ne se produise.

Il y a aussi le *trichocéphale* qui a moins de 5 centimètres de long. Il est responsable de certaines diarrhées tenaces, maux de tête, vertiges...

L'*ascaride* mesure entre 10 et 20 cm. Il ressemble au ver de terre. Il peut provoquer des irritations et des occlusions graves.

Le *ténia ou ver solitaire*. S'assurer que sa tête, qui n'est pas plus grosse que celle d'une épingle, soit complètement expulsée.

Il est conseillé de manger, si possible, beaucoup d'ail (plusieurs gousses par jour). La meilleure façon de les consommer est d'en avaler 3 chaque matin, à jeun, sans les écraser. Compléter cette cure durant le jour par la consommation de 60 à 100g de graines de courge ou de citrouille émondées et écrasées puis, ensuite, mêlées à un peu de miel. Boire plusieurs tasses d'infusion de thym, surtout le matin à jeun avec l'ail. Les jus de chou, de carotte et de citron sont aussi conseillés.

Faites les points qui suivent 1 jour avant, pendant, et 1 jour après la nouvelle lune (lune noire) :

Tonifiez les 67V, 7Rn, 12VC et 13VC.

Le 3ième jour de la cure, prendre une purge à base d'huile de ricin (30 g).

L'ÉNERGIE QUI GUÉRIT

Huiles essentielles conseillées : Girofle. Thym (en friction dans le bas du dos).

Oligo-élément conseillé : Soufre.

67V : Situé à l'angle unguéal externe du petit orteil.

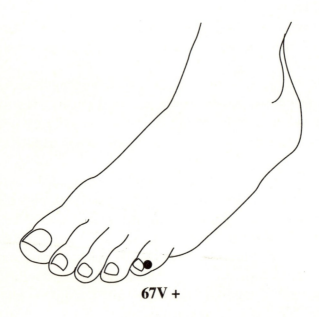

67V +

RECETTES

7Rn : Situé à 2 travers de doigts au-dessus de la malléole interne, devant le tendon d'Achille.

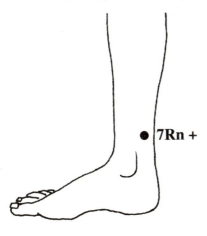

12VC : Situé au centre de l'abdomen à mi-chemin entre l'ombilic et l'appendice xiphoïde.

13VC : Situé juste au-dessus du 12VC.

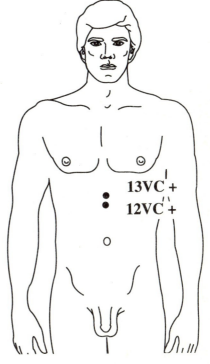

Vertiges

Un examen médical s'impose pour déterminer la cause de ce déséquilibre énergétique. Toutefois, les points suivants peuvent s'avérer très efficaces dans certains cas :

Dispersez les 62V et 3IG ;
Tonifiez le 4GI ;
Dispersez le 20VB ;
Tonifiez les 19VG et 20VG.

62V : Situé sous la malléole externe.

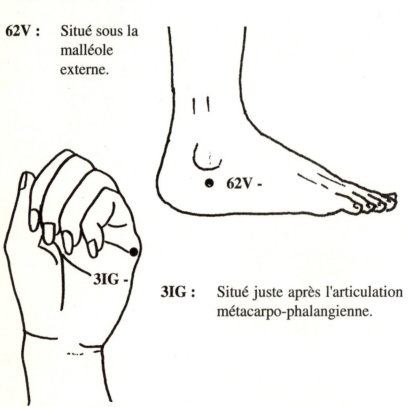

3IG : Situé juste après l'articulation métacarpo-phalangienne.

4GI : Situé dans l'angle que forment les deux premiers métacarpiens, avant et contre la base du deuxième métacarpien.

20VB : Situé derrière la nuque, sous les bosses occipitales.

19VG : Situé au sommet du crâne au niveau de la suture des os pariéto-occipitaux.

20VG : Situé au sommet du crâne, suivant une ligne qui rejoindrait le sommet des deux oreilles.

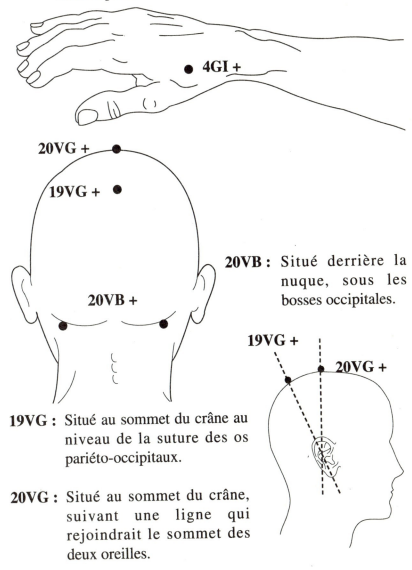

Vue
Pour améliorer la...

Ces points améliorent la vue en général. Mais il est conseillé de se faire examiner par un spécialiste. Toutefois, la stimulation des points donnés peut augmenter l'acuité visuelle.

Tonifiez les 6IG, 3F, 18V, 23V, 20VB, 19VG, 20VG, 10VB, 11VB et 12VB.

Oligo-élément conseillé :	Sélénium.
Vitamines conseillées :	A. B_2. C.
Aliments conseillés :	Jus de carottes. Myrtilles.

6IG : Situé sur le bord interne du cubitus, à un travers de doigts au-dessus de l'os du poignet dans un petit creux.

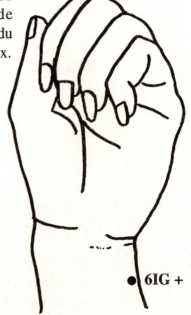

3F : Situé sur le pied, au sommet de l'angle que forment les deux premiers métatarsiens écartés, contre l'os du gros orteil.

18V : Situé au niveau des neuvième et dixième vertèbres dorsales, à 2 travers de doigts de la ligne médiane.

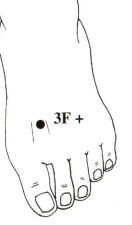

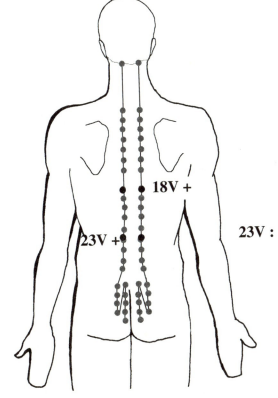

23V : Situé au niveau des deuxième et troisième vertèbres lombaires, à deux travers de doigts de la ligne médiane.

20VB : Situé derrière la nuque, sous les bosses occipitales.

19VG : Situé au sommet du crâne au niveau de la suture des os pariéto-occipitaux.

20VG : Situé au sommet du crâne, suivant une ligne qui rejoindrait le sommet du lobule des deux oreilles.

10VB : Situé au-dessus et à l'arrière du pavillon de l'oreille.

11VB : Situé derrière le pavillon de l'oreille, sous le 10VB.

12VB : Situé à un demi-pouce derrière l'oreille, au bord inférieur de l'occipital et postérieur de la mastoïde.

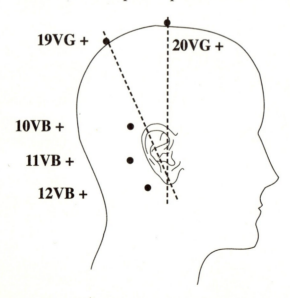

Index des points

MP Cœur

3C	**102**
4C	101-102, **103**, 104, 320, 322
5C	82, **103**-104, 330-331, 344, 347, 462
7C	99, 101-**104**, 160, 348
8C	99, 101-**104**
9C	99, 101-102, **105**, 344

MP Estomac

1E	**74**-75, 351, 400, 467
2E	73, **74**-75, 117, 165, 399-400
3E	**75**
7E	**75**, 415-416
9E	71, 308
10E	71
17E	71
25E	**76**, 253-254, 266-267, 354-355
30E	**76**, 273, 275
32E	**77**-80, 142, 230-231, 248, 320, 431-432
36E	60, 73-74, 77-**80**, 79, 83
37E	80, **79**, 80, 216, 266, 382
39E	78-**79**, 80, 398, 442, 467-468
40E	78-**80**, 398, 442
41E	73-74, **81**-83, 224-225, 319, 384-385
42E	**81**-83
43E	73-74, ·81, **82**-83
44E	73-74, 81, **82**-83, 335
45E	81-**83**

MP Foie

1F	**180**
2F	**181**
3F	**182**
4F	179-**182**
5F	169, **183**, 241-242, 376
8F	**183**
13F	**184**
14F	**184**

MP Gros Intestin

1GI	**65**, 66-67
2GI	62, 64, **66**-67, 253, 315-316, 356-357
3GI	64, **66**-67, 251-252
4GI	62, 66-**67**

5GI	64, 66-**67**, 328
6GI	**328**
9GI	**350**
11GI	62, 64, **68**, 354-355, 363-364, 393-394, 438-439
15GI	**402**
20GI	**66**, 360-361, 406-407, 447

MP Intestin Grêle

1IG	109-**110**, 111-112, 181, 365, 403, 465-466
2IG	109-110, **111**-112
3IG	110-**111**
4IG	109, 111-**112**, 215, 300, 303
5IG	109, 111-**112**, 213, 215
6IG	**213**, 215, 472
8IG	109, **113**, 365-366
10IG	**404**
11IG	**404**
17IG	**213**, 215
18IG	**113**
19IG	**113**

MP Maître du Cœur

3MC	146-**147**, 174
5MC	146-147, **148**-149
6MC	**148**-149
7MC	144, 146-**149**, 160, 213, 235-236
8MC	144, 146-**149**, 227-228, 323, 325
9MC	144, 146-147, **150**

MP Poumons

1P	55-**56**, 367-368
2P	47, **56**, 368, 401-402
5P	54, **57**, 281, 406
7P	**57**-59
8P	55, **58**-59
9P	51-53, 55, **58**, 123
10P	55, 58-**59**, 442-443
11P	47, 55, **59**, 314, 367, 401, 417-418

MP Rate

1Rt	88-**89**, 92, 222-223, 246, 268, 421
2Rt	**90**
3Rt	88, **90**-92, 130
4Rt	**91**-92
5Rt	91-**92**
6Rt	**93**-95
9Rt	**94**-95
10Rt	93-**95**, 205-206, 248-249, 258, 412
21Rt	**96**, 222, 345-346

MP Reins

1Rn	138-**139**
2Rn	138-139, **140**-142
3Rn	138-139, **140**-142, 222-223, 268-269, 386, 389-391
4Rn	140, **141**-142, 168
6Rn	140, **141**-142
7Rn	140-**142**
8Rn	**245**
9Rn	219, **221**-222, 224, 227, 230, 233, 235, 273-274, 276, 278
10Rn	138-139, **143**, 227-228, 386, 388

11Rn	256-**258**, 261, 263-264, 266, 268, 276	27VB	168, 238-**241**, 244, 246, 248, 251, 253
21Rn	256-258, 261, 263-264, 266, 268, 276, 444	28VB	168, 238-**241**, 244, 246, 248, 251, 253
		30VB	**169**, 183, 241-242, 244
		34VB	163, 165-166, **170**-172, 246-247, 297-298, 332, 372

MP Triple Réchauffeur

1TR	155, **156**, 157, 216, 218, 297, 299, 403		
2TR	155-**157**, 397	35VB	**170**-172
3TR	155-**157**	36VB	170, **171**-172
4TR	155-157, **158**-159, 218, 297, 299	37VB	170, **171**-172, 186
		38VB	21, 165-166, 170-**172**, 332, 351-352
5TR	**158**		
6TR	155-156, 158-**159**, 255-256	39VB	**173**, 283, 320, 322-324, 341, 358-359
7TR	**158**-159	40VB	**173**
8TR	158-**159**	41VB	**174**
10TR	155-156, **160**, 195-196, 297, 299	43VB	163, 165-166, 174-**175**, 241
15TR	403-**404**	44VB	165-166, 174-**175**, 241, 246-247, 294-295, 339-340, 399
17TR	**161**, 212		
18TR	**161**, 212		
19TR	**161**, 212		
20TR	**161**, 212		

MP Vessie

1V	**118**
10V	118-**119**
11V	119-**120**, 217

MP Vésicule Biliaire

1VB	**241**, 243, 351	12V	**120**, 217, 281
8VB	**459**-460	13V	**121**, 130, 279-280, 393-394
10VB	**351**-352, 472, 474		
11VB	**472**, 474	14V	**121**
12VB	**472**, 474	15V	**122**, 213-214
13VB	64, 109, 155, **363**-366	16V	**122**
20VB	**166**	17V	**123**
21VB	**167**-168, 174	18V	**123**, 258, 260, 276, 278, 374-375, 413-414, 472-473
22VB	55, **101**, 146		
24VB	**167**-168		
25VB	**168**, 427-428		
26VB	168, 238-**241**, 244	19V	**124**

L'ÉNERGIE QUI GUÉRIT

20V	**124**	4VC	201, 203, 227, 273, **285**-286, 454
21V	**125**	5VC	227, 273, **286**, 453-454
22V	**125**		
23V	**126**		
24V	**126**	6VC	**286**
25V	**127**	8VC	**286**
26V	120, **127**	9VC	**286**
27V	**128**, 201-202	12VC	**286**
28V	89, **128**, 201-204, 421-422	13VC	469, **471**
		14VC	**287**
31V	**129**, 450-451	15VC	**287**
32V	**129**, 450-451	17VC	43, 279-280, **287**, 326-327, 457-458
38V	43, **129**, 380-381, 401-402	22VC	263, 279, **288**, 417-418, 461
54V	**130**		
57V	89, **130**, 372-373, 421-422	23VC	**288**
		24VC	270, 272-273, 279, ·281, 283, **288**, 447-448, 455
58V	**131**-133		
60V	48, 117-118, 130-**131**, 132-133		
62V	131-**132**, 141	**Vaisseau Gouverneur**	
63V	118, 209, **211**-213, 216-218	1VG	**305**
		4VG	**305**
64V	131-**132**, 133	9VG	292, **306**
65V	117-118, 132-**133**, 134, 201-202, 390	14VG	209, 211-213, 216-218, 292, 294, 296, **306**
66V	117-118, 132, **133**, 134, 386, 388, 447-448	16VG	217
		19VG	224, 307, 472, 474, 476
67V	117, 130, 133-**134**	20VG	**307**
		23VG	351, **353**
Vaisseau Conception		24VG	**308**
1VC	270, 272-273, 279, 281, 283, **285**	25VG	**308**
2VC	181, 203, 273, 275, **285**	26VG	289, 291-294, 297, 300, **308**, 342-343, 408-409, 434-435
3VC	88, 138, 179, 201, 203, 205, **285**		

Index principal

Les mentions en **caractères gras** vous réfèrent à la section 5 des "Recettes" du présent ouvrage.

A

Abcès...90, 167, 173
Accouchement...76, 129, 167, 170, 191
Acidité...73, 162
Acidum...467
Acné...14, 62, 65, 68, 75, 132-133, 159, 189, 192
Acouphène...174
Acuité...474
Acupuncture...3, 13, 159
Adrénaline...35, 115, 136
Aérocolie...190, 255
Aérogastrie...91, 190, 255
Aérophagie...287, **310**
Affaiblissement...149, 227, 453
Agitation...99, 149, 160, 197
Agressivité...36, 41, 136, 162, 179
Albuminurie...139
Allergie...179, 183, 189, 209, 270, 281, 351, 360, 393, 406
Amorphe...323

Aménorrhée...25, 91, 255
Analgésie...159
Angine...1, 105
Angoisse...36, 103, 122, 189
Anorexie...74, 81, 129
Anti-cauchemars...335
Anti-tabac...459
Antifatigue...43
Anus...30, 272, 284-285, 469
Anxiété...16, 103, 122, 148, 176, 179, 189, 287, **312**
Aphonie...59, **314**
Aphtes...**315**
Appendicite...349
Appréhension...165
Appétit...23, 71, 81, 83
Appétit inconsidéré...**317**
Appétit insuffisant...**319**
Argile...334
Artériel...38-40, 51, 53, 57-58, 97, 200, 323, 326, 334, 360, 369, 438, 440, 461

Artériosclérose...177, **323**
Artérite...148, 173, 190, **320**
Arthrite...112
Arthrose...117, 137, 142, 191, 217, 289, 294
Articulaire...13, 36, 90, 92, 209, 417
Ascaride...469
Aseptisant...467
Assimilation...40, 97, 106, 109, 285
Asthme...57, 270, 279, **326**
Asthénie...88, 112, 184
Athlète, Pied d'...134
Audace...36, 175
Autoritarisme...41, 114-115, 137-138
Avortement...57, 326
Azotémie...139

B

Bactéries...163
Bâillements intempestifs...**328**
Ballonnements...122, 190, 237, 251, 255, 431
Barre dans les reins...433
Bégaiement...82, **330**
Bile...30, 32, 36, 41, 162-163, 172
Biliburine...162
Bleus...179, 183
Blocage...19, 190, 237
Bouche amère au réveil...**332**
Bouffées de chaleur...88, 110, 129, 166, 181, 184, **333**
Bourdonnements...110, 112-113, 157-158, 161, 189, 209, 213
Bradycardie...**344**
Bronchite...121, 129

Brûlure...25-26, 37, 41, 57, 73, 78, 83, 125, 153, 155, 164, 183, 270, 283, 287, **334**, 369, 405

C

Caillots...95
Calcium...345, 347-348, 372
Calculs...162, 172
Calmant...48, 129, 330, 445
Candida albicans...130
Caractère...33, 41, 73, 114, 136
Cardiaque...51, 91, 105, 417
Cardio-circulatoire...99
Cardio-respiration...152
Cardio-respiratoire...98, 151
Cardio-vasculaires...37, 177
Carence...317
Caries...142
Cauchemars...82, **335**
Cellulaire...32, 50, 52
Cellulite...143, 190, 237
Céphalée...74, 112, 115, 117-118, **336**-339
Cernes...172
Cervicalgie...119
Cervico-brachial...191
Chagrin...52
Champignons...163, 379
Cheveux...14, 79, 130, 308, 353, 364, 366
Cheville, Entorse à la...**399**
Cholestérol...162, 323
Cholédoque...172
Cicatrisation...84, 93, 173, **341**, 467
Circulatoire...31, 92, 97, 372
Coagulation...176, 179
Coccyx, Douleur au...**336**

INDEX PRINCIPAL

Cœur, Douleur au...**345**
Cœur, Douleur près du...222
Cœur, Palpitations au...**347**
Colique...109, 122, 179, 181
Colite...27, 64, 67, 76, 127-128, 141, 285, **349**
Colère...36, 41-42, 163, 176, 179, 181
Coma...124
Combatif...36, 41-42, 162-163, 165, 173, 175-176, 178, 183-184, 412
Compréhension...20, 24
Concentration...34, 41-42, 84, 86, 88, 90, 136, 307, 452
Conception, MV...270
Conception, Vaisseau...284
Confiance...312
Conformisme...55
Congestion...80, 101, 104, 140, 255
Conjonctivite...118, **351**
Conservatisme...41
Constipation atonique...**354**
Constipation spasmodique...253, **356**
Contractions...129, 172
Contractures...75, 158, 170, 187, 189, 356
Contrariétés...144, 163, 219, 233
Contusions...167, 170
Convalescence...287, **358**
Convulsions...139, 148
Cors...79
Corticosurrénales...36, 136
Corticoïdes...136
Cortisone...36
Coryza...**360**

Coude, Douleur au...**357**, **359**
Coup de froid...**367**
Coup de soleil...283, **369**
Courage...35, 137, **370**
Coxarthrose...164
Crainte...25, 132, 139, 140-142
Crampe...71, 146, 372
Croissance...90, 123
Cuivre-or-argent...386, 410, 427
Cure...459, 467, 469
Cyprès...421
Cystite...117, 128, 132-133, 141, 189, 199, 201, 285

D

Décalcification...35, 137, 390
Décoction...419
Décongestionner...74
Découragement...157
Défaillance...20, 126, 224, 305
Défaut...97, 99, 109, 285
Défenses...25, 41, 126, 142, 162, 386, 412
Défenses immunitaires...**374**
Déficience...395
Déformations...73, 164
Défécation...60
Déglutition...71
Dégoût...37, 41
Démangeaisons...169, 171, 183, 285, 376, 469
Déminéralisation...168
Dents...35, 40 , 62, 65, 71, 73, 81, 114, 135-136, 142, 288, 415
Dents, Maux de...**378**
Dépression...25, 28, 34, 41-42, 99, 102, 105, 147, 157

Dermatose...209
Désintoxication...30, 176
Détoxination...40, 176
Diabète...124, 288, **379**
Diarrhée...128, **382**, 469
Digestion...31-33, 40, 60, 69-71, 84-85, 106, 151, 162, 190, 255, 336, 440
Digestion lente...**384**
Diurèse excessive...**386**
Diurèse insuffisante...**390**
Dorsalgie...117
Duodénum...162
Dynamisme...42, 112, 151, 153, 156, 158
Dynamisation...71
Dyshidrose...159
Dyskénisie...19
Dyspnée...96

E

Éblouissements...133
Ecchymoses...179
Écoulement...182, 273, 276
Eczéma...68, 130, **393**
Éjaculation...179, 183
Élasticité...323
Élimination...31, 40, 50-51, 61, 114, 135, 151, 176, 386, 417
Élimination-fécondation...152
Émotions...15, 144, 148, 189
Endormir...160
Énergie déficiente...**395**
Enfant, En relation avec l'...59, 123, 148, 150, 469
Enflure...74, 92, 101, 148, 246, 417
Engelures...**397**-398

Engourdissement...146, 155, 171, 173, 189
Enrhumer...406
Enthousiasme...37
Entorse...399
Entérite...128
Énurésie...119, 125, 189, 255
Enzyme...162
Épaule, Douleur à l'...216, **401**, **403**
Épilepsie...139, 141
Épitrochléite...101
Érection...76, 179, 183
Éruptions...169
Essoufflement...102
Estomac, Brûlures d'...**405**
Estragon...384
Éternuement...55, 57, 120, 270, 281, 406
Éternuements fréquents...**406**
Étourdissements...80, 175
Eucalyptus...212
Évanouissement...16, 67, 105, 308, **408**
Excitation...25, 28, 43, 151, 155, 158, 465
Excrétion...32, 135, 142
Exocrine...85
Extériorisation...24-25, 151, 153, 160, 186, 189
Extravagance...109

F

Faiblesse...55, 170, 179, 465
Fantôme, Membre...79, 183
Fatigue...26, 360, **410**
Fécondation...25, 151
Fibrinogène...176

Fibrome...255
Foie paresseux...**413**
Fièvre...95, 147, 166, 169, 173, 189, **412**
Foins, Rhume des...120, 183, 270, 281
Fourmillements...77, 164, 237
Fracture...399
Frigidité...189
Frilosité...25, 81, 141, 153, 156, 158
Frissons...35, 82, 142, 182, 189, 334
Fumeterre...423
Furonculose...189

G

Gargouillements...66
Gastrite...73
Gaz...18, 50, 53, 66, 76
Gencives, Pour fortifier les...**415**
Générosité...37, 97, 99, 104
Genièvre...390, 419, 434
Génito-urinaires...115, 199
Gingko-biloba...230
Ginseng...227, 395, 453
Girofle...470
Glande...35, 70, 84-85, 115, 136, 142, 176
Globules...84, 129, 135
Glucagon...85
Glucides...18
Glucose...37, 85
Golf elbow...365
Gonflement...124, 164
Gorge, Mal de...**417**
Gouverneur, MV...289

Gouverneur, Vaisseau...304
Grippe...14, 56, 121, 417
Gros Orteil, Douleur au...**419**
Grossesse...48, 67, 80, 83, 90, 94
Gynécologiques, Troubles...94, 128-129, 190, 237, 255, 285, 431

H

Harmonie...13, 19, 23, 34, 45, 52, 186
Hémiplégie...97
Hémorragie...123, 176
Hémorroïdes...89, 92, 115, 128-130, 285, 305, **421**
Hépatiques, Troubles...**417**
Hépato-biliaire...332
Hépato-vésiculaire...24, 190
Hernie...255
Homéopathie...467
Hoquet...123, 148
Hormones...35, 69, 91, 115, 135-136, 190, 255, 431
Hydrates de carbone...33
Hydrogène...17
Hygiène...15
Hypersalivation...119, 148
Hypertension...38, 99, 101, 104, 121, 139-140, 146, 149, 153, 160, 213
Hyperthyroïdie...190, 255
Hypoglycémie...88, **425**
Hypotension...37-38, 55, 58, 102-103, 147, 150
Hypothyroïdie...190, 255, 263
Hystérectomie...255
Hystérie...28, 104

I

Immunitaire...374, 386
Impatience...73
Impuissance...76
Impulsivité...21, 25, 36, 41
Impureté...107
Incontinence...118, 128, 132, 134, 180, 285
Incontinence urinaire...**427**
Indolence...25
Indécision...35, 41, 137, 139, 141-142, 386
Inertie...25
Infection...138, 171, 173
Inflammation...26, 56, 64, 67, 117, 127-128, 132-133, 171, 173-174
Infusion...323, 390, 393, 423, 469
Inhalation...461
Insalivation...69, 71
Insatisfaction...41, 142, 165
Insatisfaction perpétuelle...**429**
Insensibilité...26
Instabilité...41, 289
Insuline...85, 425
Insulino-dépendance...124
Intériorisation...25, 148, 153, 219
Intestins...62, 66, 85, 106, 134, 336, 421, 469
Intoxication...59, 360
Introversion...119, 235, 287
Invulnérabilité...312
Iode...263, 360, 417, 419
Irradiation...19, 113
Irréflection...36
Irritabilité...124, 172
Irritation...55, 59, 469
Ivresse...308

J

Jambes lourdes...**431**
Jean qui pleure, Jean qui rit...101
Jeûne...330, 467, 469
Joie...14-15, 37, 42, 53, 97, 99, 102, 153

K

Kyste...167, 255

L

Lactation...110, 174
Laryngite...58, 270
Lassitude...104, 157, 306
Lavande...467
Lécithine...162
Lenteur...92
Lésion...97
Leucocytes...173
Levure...317, 397
Levuforme...317, 330
Lipides...323
Lithiase...138, 172
Lombalgie...14, 141, 174, 190, 237, 240, 431, 433-434, 436
Lombalgie en ceinture...**433**
Lombalgie sur la colonne vertébrale...**434**
Lombalgie-sciatique...117
Lombalgie verticale...**436**
Lumbago...129
Lymphatisme...25, 34, 41-42, 84, 86, 88

M

Maigreur...112, 140

Manganèse...425
Manganèse-cobalt...326, 345, 347-348, 356, 372, 461
Manganèse-cuivre-magnésium-lithium...326, 330, 360, 397, 406, 410, 417
Manies...62
Marjolaine...360, 433
Mastication...69, 71
Maux...14, 55, 67, 73, 110, 115, 117, 157, 166, 175, 336, 378, 469
Mélancolie...34, 52-53, 55, 184
Mémoire, Pour stimuler la...219, 224, **438**
Ménopause...184
Menstruels, Troubles...190, 431
Menthe...326, 332, 360, 384, 461
Métaboliques...190, 372
Métabolisme...176, 190, 372
Métal...8, 33-35, 39-42, 50, 52, 60-61
Météorisme...255
Métrite...199
Micro-circulation...97, 230
Microbes...36, 163, 178, 412
Miction...114, 118, 138-139
Migraine...189
Millet...354
Minéralo-corticoïdes...136
Minéraux...31, 35-36, 60-61, 135-136, 386, 390
Ming Menn, Point...305
Moignon, Douleurs au...79, 402
Molécules...17-18, 28, 106, 176
Mucosités...442
Mycose...115, 130, 134
Myopie...75

Myrtilles...379, 474
Mysore, Santal de...201

N

Nausée...124, 149, 165, 171-172, 184, 255, **444**
Néphrite...138, 141, 199
Nerfs...13, 15, 25-26, 30-31, 28, 53, 107, 119, 122, 144, 148, 166, 186, 189, 195, 219, 235, 289, 326, 345, 347-348, **445**, 465
Neurasthénie...37, 97, 102, 104, 106, 129, 150
Névralgie...65, 73, 80, 189, 191, 288
Nez bouché...**441**
Nez coulant...**449**
Niaouli...212
Nitricum...467
Nouveau-né...71
Nymphomanie...146

O

Obésité...190
Obsession...41, 88, 92, 189
Occlusion...469
Œdème...140, 189
Œstrogènes...136
Oignon...86, 323
Olfaction...69, 75
Oligo-élément...263, 315, 354, 423, 427, 445, 461, 465, 470, 474
Ophtalmique...81
Optimisme...37
Orchite...141
Orge...354
Ortho-sympathique...166

Orthosyphon...419
Ostéoporose...35
Otite...113, 158, 161, 189, 209, 212
Ouïe...113, 142
Ovaires...91, 190, 199
Ovaro-mammaire...255
Oxygène...30-31, 50, 53, 97
Oxyure...469

P

Pâleur...55, 102, 153, 156, 195, 235
Palpitations...91, 103, 122, 144, 149, 171, 347
Paludisme...82
Pancréas...31, 33, 84-85, 124, 162, 184, 336, 425
Pantothénique...341, 354, 356
Paralysie...122, 237
Parasites...115, 118, 134, 184
Parasympathique...119, 465
Paresse...36, 62, 64, 74, 125, 163, 167, 184, 413,
Peau...22, 346, 379, 419, 423
Pellicules...14
Pénis, Douleur au...181
Pepsine...69
Péricarde...144
Pessimisme...52-53, 147
Picotements...117
Piqûres...171
Placenta...76
Plaie...171
Plaignardise...41, 52-53, 186
Plante...15, 18, 222, 227, 230, 384, 395, 423, 453
Pleurer...101, 150
Positif...27

Potassium...136, 372
Précordialgie...148, 189
Prémenstruel...95, 141, 189, 199, 205
Prostate, Troubles de la...114, 132, 189-190, 199, 203, **450**
Prostration...105
Prothrombine...176
Protéines...176
Prurit...183
Psychisme...8, 15, 34, 42, 99, 102-103, 144, 163, 190
Pu...14
Pulmonaire...50
Puncteur Électronique...21, 467
Purge...469

Q

Quinte de toux...288

R

Raideur...111-112, 157, 167, 189, 191, 209, 306
Rancune...41
Rapidité...13, 22, 34, 42, 51, 73, 86, 334, 349, 358, 372, 397, 399, 408, 412, 417
Raynaud, Maladie de...230
Réaction...17, 50, 189, 393, 406
Réanimation...16, 105, 139, 167, 408
Rééquilibrage...9, 120, 186
Réflexe...34, 46, 86
Régénérant...467
Relâchement...20
Relaxation...43, 177, 182

Rénal...136, 138, 168
Repos...24-25, 27, 219
Répulsions...33
Respiration...18, 35, 40, 51-52, 96, 173, 191, 270, 287
Résultats scolaires...**452**
Rétention...128, 136, 139, 199
Réveil, Troubles au...165, 172, 308, 332
Rhinite...406
Rhumatismes...13, 36, 136-137, 140, 142, 174, 189, 306, 386, 417
Rhume...120, 183, 270, 281, 360, 406
Ricin...469
Riz...354
Romantisme...34, 50, 52, 60
Romarin...332, 384, 395, 423
Ronflement...286
Rougeole...147
Rougeurs...144

S

Saignement...110, 120
Salive...70, 75, 288
Sang...18, 37-38, 84, 97, 105, 135, 144, 153, 176
Santal...201
Sarriette...382, 386, 395, 410, 453
Sassafras...459
Sciatique...23, 129, 131, 189, 192
Sclérose...323
Scoliose...171
Séborrhée...110
Sécheresse...24-25, 39, 55, 67, 156, 163, 173
Sécrétions...85, 110, 136

Sédatif...131
Sélénium...323, 474
Selles...64, 67, 109, 179, 182, 184, 354, 356
Sensibilité...35, 120, 125
Sentimentalité...144, 219
Séquelles...417
Sérénité...37
Sexualité...93, 126, 136, 144, 149, 190, 219, 227, 272, 284-286
Sexualité affaiblie...**453**
Silice...386, 415, 467
Sinusite...14, 75, 120-121, 134, 270, 308, 417
Sodium...136
Soif exagérée...282, **455**
Sommeil...26, 53, 58, 91, 141, 184, 186, 189, 207, 307
Soucis...41, 69, 74, 84, 335
Soufre...360, 393, 397, 417, 419, 470
Soulagement...13-14, 44, 320, 342, 369, 378, 421
Spasmes...27, 64, 67, 76, 94, 127, 144, 148, 181, 190, 219, 253, 287, 349, 356
Spasmes du bas-ventre...233, **456**
Sperme, Écoulement de...182
Stabilité...69, 312
Stase...190
Stérilité...76, 191, 255, 270, 273, 276
Stimulant...15, 26, 44-47, 85, 126, 172, 286
Stress...14, 36, 163, 178, 312, **457**
Striés...170
Sucre...16, 45, 85, 323, 326, 354,

379, 393, 419, 425
Sucs...33, 69-70
Suicidaire...181
Surcharge...191
Surdité...113, 157-158, 189, 209
Surexcitation...80, 153
Surrénales...35, 115, 136, 142, 305, 386
Surtension...19, 36, 41, 336
Susceptibilité...15, 36, 172, 336, 376
Syncope...105, 139
Syndrome...95, 141, 189, 199, 205
Synergie-7...212, 360
Synonyme...99
Synthèse...3, 11, 84, 86, 452

T

Tabagisme...323, 423, **459**
Tachycardie...104, 146, 287, **348**
Tae Mo, MV...237
Tartre...415
Tchang Tou, Point...397
Tchrong Mo, MV...255
Teinture-mère...467
Ténia...469
Tennis elbow...62, **363**
Tension...51, 78, 96, 135, 144, 149, 160, 189, 289, 307
Testiculaire...76, 91
Thermophobie...25, 155
Thermorégulation...30, 32, 151, 157
Thiamine...345, 347-348
Thuya...467
Thym...433-434, 469-470
Thyroïde...91, 255, 288

Tilleul...419
Timidité...36, 103, 118, 141
Tonicité...58, 71, 78, 81, 90, 93, 105, 126, 129, 184, 286, 305, 354, 382
Torticolis...110-111, 159-160, 166, 189, 288-289, 297, 306
Tournesol...323
Toux...27, 55-57, 121, 270, 279, 288, 326, **461**
Toxines...176, 178, 360
Trac...103, 122, **463**
Transpiration...82, 110, 119, 166, 182, 333
Transpiration excessive...**465**
Traumatisme...13, 399
Tremblements...174, 190
Trichocéphale...469
Triglycérides...323
Tristesse...34, 41-42, 50, 52-53, 58, 60, 157

U

Urée...135, 138
Uretères...114
Urètre...30, 114
Urétrite...117, 141, 189, 199, 201
Urine...30, 32, 114, 118, 128, 132-135, 137-139, 142, 168, 180, 186, 199, 386, 390, 427
Urticaire...62
Utérus...94, 167, 190

V

Vagotonique...356
Varices...77, 92

Vasoconstriction...144
Vasomotricité...144
Veines...38, 77, 92
Venin...171
Verrues...79, **467**
Vers...**469**
Vertiges...119, 133, 147, 469, **472**
Villosités...106
Vindicativité...36, 165
Virilité...136, 305
Virus...163, 360, 412
Vitalité...53
Vitamine B...60, 317, 330, 445
Vitamine B1...345, 347-348, 438
Vitamine B2...372, 474
Vitamine B5...341, 354, 356
Vitamine B6...423, 425
Vitamine B15...419
Vomissement...50, 167
Vue, Pour améliorer la...**474**

Vulvaire...183
Vulvo-anales, Démangeaisons...285

Y

Yang Kéo, MV...192
Yang Oe, MV...209
Yeux...14, 36-37, 40, 70, 75, 123, 162, 171-172, 176, 351, 440
Yin Kéo, MV...199
Yin Oe, MV...219
Yoga...51

Z

Zinc...330, 341, 406, 419, 423, 425, 438, 465, 467
Zinc-nickel-cobalt...379
Zona...191

L'ÉNERGIE QUI GUÉRIT

Du même auteur

Cours de Digito-Puncture Chinoise :
Introduction
Tome I - Initiation
Tome II - Bilan Énergétique
Tome III - Rééquilibrage Énergétique
Tome IV - Obésité, Cellulite,
Psychisme, Mémoire, Intelligence
Tome V - Chakras et Énergie
Tome VI - Hormones et Énergie
Tome VII - Drainage Énergétique
Cours par Correspondance

Livres Pratiques :
Arôme et Énergie (nouvelle édition)
Digito-Puncture et Sport
Effacez vos douleurs
Guide de l'épanouissement sexuel
Guide pratique d'esthétique naturelle
Les Oligo-Éléments, Source de Vie
Sans Tabac, Sans Regrets
La Santé par les médecines douces
Soignez vos cheveux par les médecines naturelles

Affiches Plastifiées :
Les Méridiens et les Points
Initiation à la Bio-Cosmo-Énergétique
Rééquilibrage Énergétique

Achevé d'imprimer en novembre 1993
sur système Variquik
par l'imprimerie SAGIM
à Courtry

Imprimé en France

N° d'impression : 574
Dépôt légal : novembre 1993